Wenn gute Hoffnung Mut braucht

Erste Hilfen, Band 15

Für unsere Kinder, ob an der Hand oder im Herzen.
Ohne euch würde es dieses Buch nicht geben.

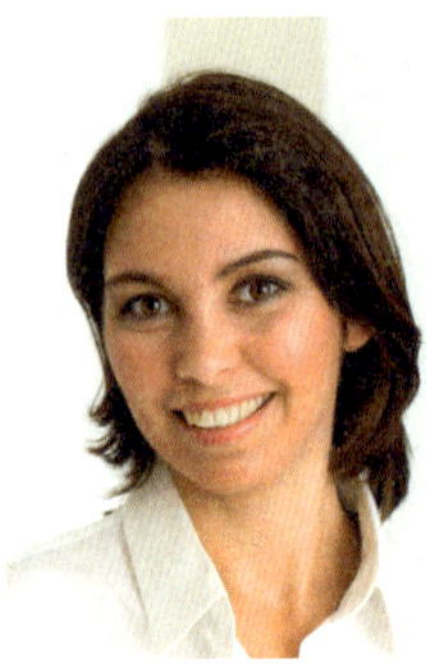

Foto: privat

Manuela Lommen arbeitet seit vielen Jahren mit Frauen in der fruchtbaren Phase ihres Lebens, vom Kinderwunsch, durch das Labyrinth der Trauer, wenn alles anders kommt als erhofft bis zur mutmachenden Begleitung in der Folgeschwangerschaft und dem ersehnten Happy End. Sie leitet Rückbildungskurse für Sternenmütter und coacht die Eltern mit Körperarbeit, Entspannungs- und Resilienztrainings in der Folgeschwangerschaft.

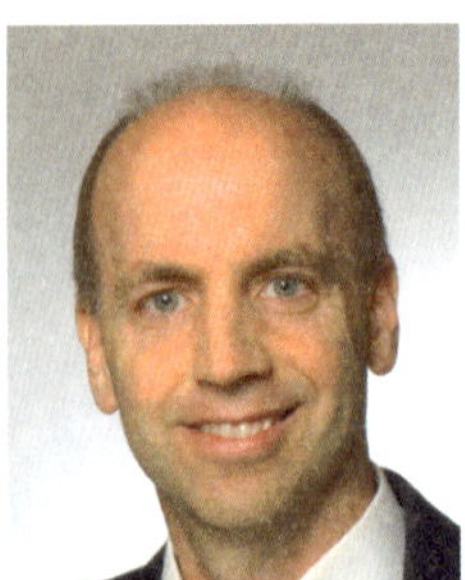

Foto: privat

Christian Mörsch ist Resilienz- und Achtsamkeitstrainer und leitet die Stress-Management-School. Er coacht Menschen in herausfordernden Situationen. Aus seinen Entspannungskursen kennt er viele schwangere Frauen, die ihrem Baby eine möglichst stressfreie Zeit ermöglichen möchten. Er beschreibt aus Vater- und Partnerperspektive, wie die Folgeschwangerschaften positiv erlebbar werden.

Manuela Lommen und Christian Mörsch

Wenn gute Hoffnung Mut braucht

Ein Ratgeber für die Folgeschwangerschaft nach einem Sternenkind

Mabuse-Verlag
Frankfurt am Main

Bibliografische Information der Deutschen Nationalbibliothek

Die Deutsche Nationalbibliothek verzeichnet diese Publikation in der Deutschen Nationalbibliografie; detaillierte bibliografische Daten sind im Internet über http://dnb.dnb.de abrufbar.
Informationen zu unserem gesamten Programm, unseren AutorInnen und zum Verlag finden Sie unter: www.mabuse-verlag.de.
Wenn Sie unseren Newsletter zu aktuellen Neuerscheinungen und anderen Neuigkeiten abonnieren möchten, schicken Sie einfach eine E-Mail mit dem Vermerk „Newsletter" an: online@mabuse-verlag.de.

3. Auflage 2023

Kasseler Straße 1a
60486 Frankfurt am Main
Tel.: 069-70 79 96-13
Fax: 069-70 41 52
verlag@mabuse-verlag.de
www.mabuse-verlag.de
www.facebook.com/mabuseverlag

Umschlagabbildung: Nikki Chauhan „Mom to be", www.niksfineart.com
Umschlaggestaltung: Marion Ullrich, Frankfurt am Main
Lektorat: Bettina Salis, Hamburg
Korrektorat: Inga Westerteicher, Bielefeld
Satz und Gestaltung: Tanja Huckenbeck, Frankfurt am Main
Druck: TZ-Verlag & Print GmbH – tz-verlag.de
ISBN: 978-3-86321-539-2
Printed in Germany

Inhalt

Dem Herzen folgen

„Wir müssen nicht den kürzesten Weg nehmen.
Lass uns lieber einen Weg wählen, den wir gerne gehen würden,
lass uns freundliche Begleiter mitnehmen zum
Schwatzen und Lachen,
lass uns wunderbare Pausen einlegen."

Jochen Mariss

VORWEG

Eine Handvoll lesenswerter Vorworte

Vorworte werden gerne überlesen. In diesem Fall solltest du das an dich gerichtete Vorwort jedoch nicht überblättern. Es wird dir das Lesen unseres Buches erleichtern. Nimm dir also ein paar Minuten für unsere lesenswerten Vorworte.

Vom Sie zum Du

In unserer Arbeit begleiten wir oft auf sehr persönlicher Ebene. Themen wie Verlust, Ängste, Schwangerschaft und Geburt sind sehr intime und emotionale Lebensbereiche, die viel Vertrauen und eine gewisse Nähe zu den Menschen voraussetzen, die wir begleiten. Daher haben wir uns hier für ein höfliches und respektvolles „Du" entschieden.

Auch wenn wir uns vielleicht nie persönlich begegnen werden, hoffen wir, dass wir dir auch in Buchform ein hilfreicher Wegbegleiter sein können und du dich gut aufgehoben fühlst.

Vorwort an alle Leserinnen und Leser

„Das wievielte Kind erwarten Sie denn?", diese Frage klingt so einfach und ist doch mitunter so schwer zu beantworten. Welches Kind zählt? Welches Kind darf mitgezählt werden? Wem möchte man wie viel von sich, seiner Familienkonstellation und seinem Verlust erzählen?

Auch wenn mehr Schwangerschaften als vielfach angenommen nicht mit einem lebenden Kind enden, wird genau diese Tatsache oft ausgeblendet – und Kinder, die nicht mehr da sind, werden übersehen. Fehlgeburten, stille Geburten und früher Kindsverlust sind immer noch Tabuthemen.

Doch Frauen, die bereits ein Baby in der Schwangerschaft, unter der Geburt oder kurz danach verloren haben, sind Mütter. Mütter, die auch ein weiteres Mal schwanger werden können. Und dann nicht nur das Ungeborene unter ihrem Herzen tragen, sondern auch das ältere Geschwisterchen im Herzen und vielleicht weitere, lebende Kinder an der Hand haben.

Sie haben das erlebt, was wohl jedem einen Schauer über den Rücken jagt, weil unser Verstand nicht begreifen kann, dass ein Baby vor seinen Eltern stirbt – ja, dass es sogar geht, bevor es überhaupt richtig auf dieser Welt angekommen ist. Eine Erfahrung, die verändert und das weitere Leben prägt. Man ist nicht mehr einfach so guter Hoffnung, denn man hat am eigenen Leib erfahren, dass am Ende eben nicht immer alles gut wird. Umso mehr braucht es dann in einer Folgeschwangerschaft immer wieder Mut, Bestärkung und Zuversicht. Vorfreude auf das Kind, was kommt, und Trauer um jenes, das fehlt, gehen Hand in Hand.

Genau für diese Familien haben Manuela Lommen und Christian Mörsch „Wenn gute Hoffnung Mut braucht" geschrieben. Um sie Woche für Woche durch die Folgeschwangerschaft und die erste Zeit nach der Geburt zu begleiten, bei allen aufkommenden Gefühlen und Emotionen: Hoffnung, Unsicherheit, Freude, Angst, Glück, Zweifel, Vertrauen … Jedes Gefühl darf sein und bekommt seinen Raum.

Werdende Eltern, die bereits eins oder mehrere Kinder gehen lassen mussten, werden nun eingeladen, in sich hineinzuspüren, zuzulassen und anzunehmen was ist, um klarer und selbstbestimmter ihren Weg zur kommenden Geburt zu gehen, unabhängig davon, ob eine Bauchgeburt oder eine vaginale Geburt angestrebt wird, ob zu Hause, im Geburtshaus, in der bekannten Geburtsklinik oder in einer anderen.

Dieses Buch ist mehr als ein Schwangerschaftsratgeber für eine besondere Situation. Es ist ein Mitmachbuch, das Platz für eigene Eintragungen, Gedanken, Fragen und Fotos bietet. Im Laufe der Wochen wird eine breite Palette an Übungen vorgestellt, die sowohl die Schwangere als auch den werdenden Vater oder die werdende Co-Mutter unterstützen, stärken, zum Nachdenken anregen und ermutigen. Eine bunte Mischung an Körper- und Atemübungen, Fantasiereisen, Entspannungsübungen und Meditationen.

Kein Kind ist vergessen, denn Familie ist immer die Summe aller Mitglieder, wo auch immer diese sein mögen. An der Hand, auf einem Stern, hinter dem Regenbogen, als Schutzengel, tief im Herzen. Unvergessen.

Sophie Wölbling, Doula und Familienbegleiterin
Sommer 2021

Vorwort an das Fachpersonal

Liebe Hebammen, ÄrztInnen, Doulas, TherapeutInnen, TrauerbegleiterInnen und WegbegleiterInnen,

wir möchten zuerst einmal Danke sagen für eure wertvolle Arbeit. Schön, dass es euch gibt und ihr euch des Themas Folgeschwangerschaft angenommen habt.

In den letzten Jahren wurden früh verwaiste Eltern zum Glück mehr und mehr aus der Tabu-Ecke herausgeholt. Auch die Angebote für betroffene Eltern und Schulungen des Fachpersonals nehmen zu. Es hat sich viel zum Positiven gewandelt, und doch darf das Angebot noch weiterwachsen, darf noch mehr Empathie und Raum für diese besondere Situation entstehen.

Die Begleitung der Eltern hört genauso wenig auf wie die Trauer mit Beginn einer weiteren Schwangerschaft. Nicht nur für die Eltern stellen sich neue Herausforderungen. Auch die Arbeit all derjenigen, die den Weg begleiten, braucht während der Folgeschwangerschaft neue Impulse. Die Bausteine der reinen Trauerbegleitung oder einer normalen Schwangerschaftsbetreuung sind an dieser Stelle oft ungenügend.

Meist liegt der übliche Fokus professioneller Begleitung während einer Folgeschwangerschaft auf den medizinischen Interventionen und Möglichkeiten. Das ist sinnvoll und für viele Eltern sehr wichtig. Jedoch darf dabei der emotionale Aspekt nicht außer Acht gelassen werden.

Das Gefühl nicht allein zu sein, kann bereits sehr hilfreich sein. Wir können den häufig schweren Weg durch das Labyrinth der Trauer und die emotionale Achterbahnfahrt der Gefühle niemandem abnehmen, doch wir können Wege und Möglichkeiten für eine selbstbestimmte und Mut machende Geburtsreise aufzeigen. Und wir können Frauen während der Folgeschwangerschaft dabei unterstützen, Ruhe und Entspannung in eine turbulente Zeit zu bringen.

Jede Schwangerschaft sollte gefeiert und als schöne Erinnerung im Herzen getragen werden. Erst recht, wenn die Eltern bereits so viel Kummer erleben mussten.

Wir haben in unserem Buch viele Mosaiksteine an Erfahrungen, Übungen und Ideen aus unserer langjährigen Praxiserfahrung zusammengetragen.

Wissen vermehrt sich bekanntlich, wenn man es teilt, und genau darum möchten wir euch mit unserem Buch in eurer Arbeit unterstützen und euch neuen Input für eure Begleitungen, Kurse und Workshops geben. Gemeinsam mit euch ein Netzwerk bilden. Aus der Praxis für die Praxis.

Dennoch müssen wir euch an dieser Stelle um Nachsicht bitten, dass wir euch im Verlaufe des Buches nun nicht mehr persönlich ansprechen werden und wie in unserer Arbeit den Fokus ganz auf die schwangere Frau und die werdenden Eltern legen. Wir laden euch von Herzen ein, uns auf dieser Reise zu begleiten, und wünschen euch viel Freude bei eurem Tun und Wirken.

Christian und Manuela

Vorwort an die (noch mal) werdende Mutter

Liebe Schwangere, (noch mal werdende) Mama,

sicher hältst du dieses besondere und etwas andere Schwangerschaftsbegleitbuch aus einem sehr persönlichen Grund in deinen Händen.

Wahrscheinlich hast du bereits einmal all die Vorfreude, das Glück und die körperliche Veränderung erfahren, die eine Schwangerschaft mit sich bringen kann. Aber auch all den Schmerz, die Trauer, Wut und Ohnmacht eines Verlustes.

Dein geliebtes Kind ist während der Schwangerschaft oder kurz nach der Geburt gestorben. Du hast den Boden unter den Füßen verloren und bist durch das Labyrinth der Trauer gewandert. Und bist wieder schwanger.

Guter Hoffnung, sagt man lapidar. Nur ist es diesmal gar nicht so einfach mit der „guten Hoffnung". Da braucht es an manchen Tagen viel Mut und Kraft, um überhaupt Hoffnung zu haben. Und die Sache mit dem Mut ist auch gar nicht so einfach, wenn die Angst wie Nebel alles zu verschlucken scheint.

Du hast bereits einmal die Erfahrung gemacht, wie schnell sich Freude und Glück in Schmerz verwandeln kann, und auch wenn du dir sehr gewünscht hast, wieder schwanger zu sein, stellt dich diese Schwangerschaft vor ganz neue Herausforderungen: Angst, Sorge, Sehnsucht, Gewissensbisse, Liebe, Trauer, Vorfreude, eine Achterbahnfahrt der Emotionen.

In dieser Schwangerschaft scheint es keine Naivität, Unbeschwertheit und Leichtigkeit zu geben. Vieles ist so ganz anders – nach einer Schwangerschaft, an deren Ende die Eltern allein zurückgeblieben sind, mit all ihrer Liebe, ihrer Sehnsucht, Träumen und Hoffnungen.

Dieses Buch möchte dich dabei unterstützen, die besonderen Herausforderungen deiner Folgeschwangerschaft zu meistern. Du lernst, dir selbst zu helfen und Tag für Tag Glücksmomente einzufangen. Stell dir unser Buch wie eine Schatzkiste voller Farben, Pinsel, bunter Mosaiksteine und Werkzeuge vor – und am Ende der Schwangerschaft hältst du mit diesem Buch ein einzigartiges Dokument deiner Schwangerschaft in den Händen.

In diese Schatzkiste kannst du immer wieder während deiner Schwangerschaft und unter der Geburt hineingreifen und dir herausnehmen, was du gerade brauchst. Für eine unvergessliche Reise mit deinem heranwachsenden Kind bis zur Geburt.

Wir wünschen dir viel Freude beim Lesen, Stöbern, Mitmachen und Ausprobieren und beim Herausfinden, was dir guttut.

Christian und Manuela

Vorwort an den Partner, die Partnerin

Als Partner/Partnerin hast du deinen eigenen Weg durch eine schwere Zeit und die Trauer um dein verstorbenes Kind hinter dir. Vielleicht bist du sogar noch mitten in deiner Trauerarbeit. Neben all der Vorfreude schwingen sicher auch bei dir Sorgen und Ängste bei der erneuten Schwangerschaft deiner Partnerin mit. Vielleicht fragst du dich, ob dieses Mal alles gut gehen wird. Bist nervös und aufgeregt vor jedem Ultraschall oder Arzttermin. Machst dir Gedanken um deine Frau/Partnerin und wie es ihr mit all dem geht. Vielleicht fühlst du dich hin und wieder auch einfach hilflos. So gern würdest du alles dafür tun, damit es ihr und dem heranwachsenden Baby gut geht.

Das Wertvollste und Wichtigste, was du für deine Frau/Partnerin und dein Kind tun kannst, machst du bereits: Du bist da. Das klingt schrecklich banal, fast zu einfach. Du möchtest aktiv etwas tun, dich einbringen. Und das kannst du, wenn auch nur in begrenztem Maße.

Hast du deine Frau/Partnerin einmal gefragt, was sie sich von dir wünscht, was sie braucht?

Die Forschung zeigt uns, dass in Ausnahmesituationen (hierzu gehört auch die Geburt) die Anwesenheit einer vertrauten und liebevoll zugewandten Person äußerst hilfreich ist. Wahrscheinlich kennt niemand deine Partnerin besser als du. Du bist ihr Partner, Schwangerschaftsbegleiter, Geburtsbegleiter, Seelentröster, Händchenhalter, Mut zusprechender Masseur, Wehencoach, Sprachrohr und eine Art Anwalt bei allen Arztbesuchen. Auch unter der Geburt wird niemand so gut wie du dafür sorgen können, dass sie sich sicher und entspannt fühlt.

In unserem Buch findest du immer wieder Anmerkungen und Tipps, wie du deine Partnerin in der Schwangerschaft, bei der Geburt oder im Wochenbett unterstützen kannst, egal ob du ihr Lebenspartner, ihre Freundin, ihr Freund, ihre Schwester, ihr Bruder, ihre Mutter oder ihr Vater bist. Zudem findest du auch wissenswerte Informationen und Übungen für dich selbst, um entspannt und gut vorbereitet durch diese intensive Zeit zu kommen. Die Partner-Kästen in diesem Buch sollen alle ansprechen, die die Schwangere eng durch diese Zeit begleiten – auch wenn sie nicht jedes Mal ausdrücklich angesprochen werden.

Du bist herzlich eingeladen, dich gemeinsam mit deiner Partnerin oder alleine durch dieses Buch zu lesen. Musst du aber nicht. Wir haben die Übungen und Textpassagen, die für dich besonders interessant sein könnten, mit einem Punkt markiert. Deine Partnerin weiß es sicher auch zu schätzen, wenn du ihr die eine oder andere Übung vorliest. Sie kennt deine vertraute und beruhigende Stimme. Entspannungsübungen und Fantasiereisen funktionieren besonders gut, wenn deine Partnerin einfach nur zuhören und sich fallen lassen kann.

Christian und Manuela

Einführung

„Wie geht es dir?"

Diese Frage ist keineswegs als Floskel, sondern vollkommen ernst gemeint. Denn wir erwarten nicht, dass du mit „gut", „geht schon" oder „alles bestens" antwortest. Das tust du, wenn dir ein Nachbar oder dein Vorgesetzter diese Frage stellt. Dieses Buch aber will ein ehrlicher Begleiter für deine Folgeschwangerschaft sein. Ein guter Freund, dem du alles erzählen kannst. Ein Freund, vor dem du dich nicht verstellen musst. Ein Freund, der dich versteht und immer für dich da ist, wenn du ihn brauchst. Wir wissen, dass du etwas erlebt hast, das dich eine Zeit lang traurig gemacht hat. Und dass diese Trauer immer noch irgendwo in dir ist.

Was deine Schwangerschaft mit einem Regenbogen zu tun hat

Wusstest du, dass man eine Folgeschwangerschaft nach einer Schwangerschaft, bei der das Kind nicht überlebt hat, auch Regenbogenschwangerschaft nennt?

Um einen Regenbogen entstehen zu lassen, braucht es Regen und Sonne.

- Der Regen steht für die Trauer um dein verlorenes Kind.
  Sie verschwindet nicht plötzlich, wenn du wieder schwanger bist.
- Die Sonne steht für all die Glücksmomente, die du Tag für Tag in deiner Folgeschwangerschaft einsammeln kannst, und die Vorfreude auf das Baby, das gerade in dir heranwächst.

Manchmal liegen Freude und Leid ganz nah bei einander, sind eng verwoben miteinander. Es braucht da schon viel Mut, um guter Hoffnung zu sein. Mutig sein heißt nicht, keine Angst zu haben, sondern, es dennoch zu wagen.

Unser Buch möchte dir Mut machen, dir helfen, Tag für Tag möglichst viele Sonnenstrahlen einzufangen. Auf diese Weise wird es dir gelingen, Ängste zu überwinden und dem in dir wachsenden Kind eine gute Zeit zu bereiten.

Denn Mut ist die Kraft, die Träume Wirklichkeit werden lässt.

Warum du in unserem Buch kein Kapitel zum Thema „Und wenn es anders kommt" findest

Vielleicht erstaunt es den einen oder anderen, dass dieses Buch kein Kapitel und keine Hilfestellung zum Umgang mit einer erneuten Verlusterfahrung enthält.

Wir wissen natürlich ebenso gut wie alle, die unser Buch gekauft haben, dass das Leben hin und wieder eigene Pläne hat und dass es keine Garantien gibt. Darüber wurden jedoch bereits viele hilfreiche Bücher geschrieben.

Wir können nicht alles kontrollieren und beeinflussen in unserem Leben, doch wir haben immer die Wahl, wie wir mit einer Situation umgehen.

Daher haben wir uns hier sehr bewusst dazu entschieden, den Fokus darauf zu legen, dass es auch gut gehen darf und kann.

Angst lässt sich nicht mit Angst bekämpfen.

Zum Gebrauch dieses Buches

Dies ist ein Mitmachbuch. Neben den hilfreichen Informationen enthält es viele Übungen und manchmal hast du Gelegenheit, deine Gedanken oder Beobachtungen aufzuschreiben. Vielerorts haben wir dafür Platz in diesem Buch gelassen – du kannst dir auch jeweils einen Zettel nehmen, wenn du mehr Platz brauchst. Auf jeden Fall ist es gut, wenn du einen Stift in der Nähe weißt – und vielleicht auch ein Blatt Papier.

Unsere Übungen unterscheiden sich darin, dass sie dich entweder körperlich, emotional oder mental stärken. Das haben wir jeweils zu Beginn einer Übung mit diesen Zeichen kenntlich gemacht, sodass du auf einen Blick die Übungen finden kannst, die am besten zu dir passen.

Frau	Partner	Partnerschaft	Emotion	Körper	Checkliste
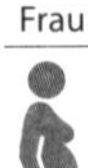	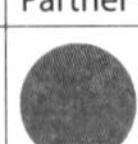	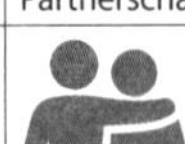	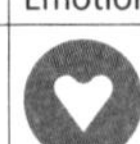	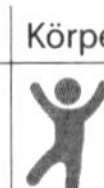	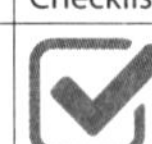

Gedanken	mental	Fantasiereise	Erste-Hilfe-Koffer	Atemübung	Meditation
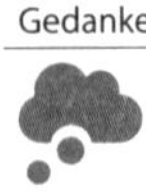	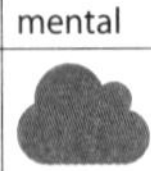	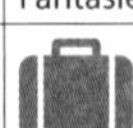	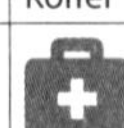	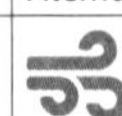	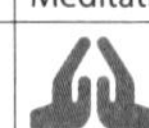

Fantasiereise

In den Übungen findest du auch eine Reihe von Fantasiereisen für dich – und zum Teil auch für euch beide.

Fantasiereisen können Alltagsgedanken durch bewusst positive Vorstellungen ersetzen. Sie wirken entspannend und entlastend. Versuche, die Bilder, die dabei in dir entstehen, möglichst gut wahrzunehmen. Wenn du keine Bilder sehen kannst, ist das nicht schlimm. Versuch es dann einfach zu einem späteren Zeitpunkt noch mal oder versuche, dir die Bilder auf einer Kinoleinwand vorzustellen. Dort ist es dein Gehirn gewohnt, dass Bilder erscheinen. Wichtig ist, dass du weißt, dass jeder Bildvorschlag nur ein Angebot ist, dem du folgen kannst oder nicht. Du selbst entscheidest stets, auf welche Bilder du dich einlassen möchtest.

Da du nun schlecht gleichzeitig einerseits lesen und andererseits mit geschlossenen Augen der „Reise" folgen kannst, haben wir einige Vorschläge, wie du der Geschichte entpannt folgen kannst, ohne selbst zu lesen:

- Du kannst die „Reisen" selbst lesen und aufnehmen – und dann gegebenenfalls abspielen.
- Dein Partner oder jemand, dessen Stimme du sehr magst, kann die Texte lesen und aufnehmen.
- Da es einige Fantasiereisen sind, kannst du auch im Freundes- und Bekanntenkreis fragen, ob verschiedene Menschen die eine oder andere „Reise" aufnehmen können und dir als Sprachnachricht schicken können.
- Alternativ findest du alle diese Reisen von uns gesprochen auf der Website *www.stress-management-school.de* unter dem Menüpunkt Downloads. Dort kannst du sie herunterladen.

Alle, die eine Entspannungsübung vorlesen sollten darauf achten, dass

- sie nicht zu laut sprechen
- und dennoch deutlich,
- sie nicht zu schnell sprechen
- und dennoch sicher.
- Entspannungsübungen werden nicht ohne Betonung gesprochen! Dennoch keine abrupten Wechsel in der Tonhöhe!

Einige der Fantasiereisen in diesem Buch können auch unter der Geburt hilfreich sein und sollten für den Fall der Fälle nicht in eurem Gepäck fehlen. Du könntest die Lieblingsübungen deiner Partnerin während der längeren Wehenpausen vorlesen oder auch frei sprechen. Wenn du unsicher bist, erkundige dich bei einem Entspannungspädagogen, worauf du beim Sprechen achten kannst. Lass dir beim Sprechen vor allem Zeit und baue genügend Pausen ein. Gib deiner Partnerin Zeit, die Sätze und Bilder im eigenen Kopf lebendig werden zu lassen.

TEIL I

Auf der Achterbahnfahrt der Gefühle

> *„Wenn die Angst an die Türe klopft,*
> *lass sie von der Hoffnung öffnen."*
> Sprichwort

Bist du schon einmal auf einer Achterbahn gefahren? Dann sind dir dabei wahrscheinlich die unterschiedlichsten Gefühle begegnet:

- Eine Mischung aus Angst und Vorfreude, während die Bahn auf den höchsten Punkt gezogen wird.
- Der Adrenalinkick auf der ersten Abfahrt.
- Das Gefühl des Ausgeliefertseins und nichts mehr unter Kontrolle zu haben.
- Um dann zu spüren, dass es doch irgendwie Spaß macht.
- Und das Gefühl der Erleichterung, wenn die Fahrt zu Ende ist.
- Und vielleicht sogar der Gedanke, sich noch einmal anzustellen.

Auf und Ab der Emotionen

Wer einmal die Erfahrung gemacht hat, wie sich gute Hoffnung in unendlichen Schmerz verwandelt, der wird die Folgeschwangerschaft nicht völlig unbeschwert erleben.

Oft gleicht deine Folgeschwangerschaft einer Achterbahnfahrt der Gefühle:

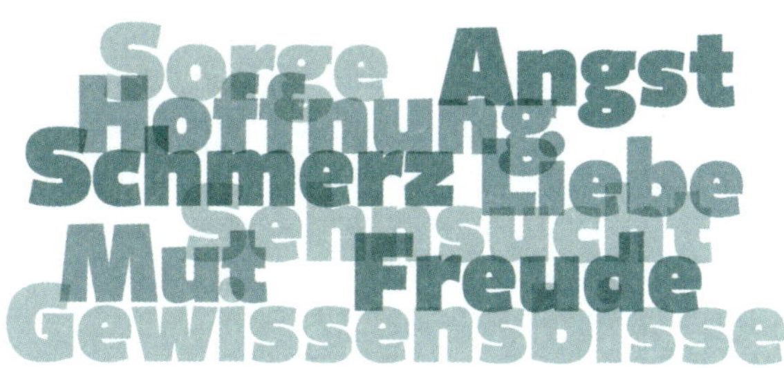

wechseln sich ab. All diese Gefühle haben ihren berechtigten Platz. Geht es auf der Achterbahnfahrt der Gefühle jedoch zu turbulent zu, kann die Fahrt sehr kraftraubend sein. Besonders, wenn negative Emotionen wie Ängste und Sorgen den positiven Gefühlen zu häufig ihren Platz wegnehmen und die Energie rauben.

Ein guter Umgang mit der Angst

> *„Angst hatte ich während der gesamten Schwangerschaft ... es gab aber auch Tage, Momente, wo ich guter Dinge war."*
>
> Tanja, Mutter mit Folgeschwangerschaft

Vielleicht hast du bereits früh gespürt, dass du wieder schwanger bist. Wenn dann der Schwangerschaftstest positiv ist, weißt du, dass neues Leben in dir entsteht. Doch zusammen mit der Freude, wieder schwanger zu sein, klopft auch die Angst an deine Tür. Manchmal schleicht sie sich auch unbemerkt zu dir, fest entschlossen, nicht einen Tag deiner Schwangerschaft zu verpassen. Fragen drängen sich auf:

- Kann ich dem Test vertrauen?
- Hat es wirklich geklappt?
- Wird mein Baby sich gut einnisten und bleiben?
- Geht es meinem Baby wirklich gut?
- Kann ich meinem Körper vertrauen?
- Wird bei der Geburt alles gut gehen?
- Ist mein Baby gesund?

Oft gepaart mit einer Spirale aus Angst und Stress: Angst macht Stress. Zu viel Stress ist nicht gut für das Baby. In der Folge entsteht noch mehr Angst.

Die Zeit zwischen den Vorsorgeterminen beginnt, sich wie Kaugummi zu ziehen, und kaum gehst du erleichtert und optimistisch aus der Arzt- oder Hebammenpraxis, lauert die Angst schon wieder hinter der nächsten Ecke. Die ungetrübte Freude, die Naivität der ersten Schwangerschaft, scheint verloren gegangen zu sein.

Dabei ist Angst eigentlich keine dumme Sache. Angst ist eines unserer Grundgefühle. Ein sehr wichtiges und auch hilfreiches, ja ein überlebenswichtiges Gefühl sogar. Ohne Angst wären wir sehr unachtsam und würden uns und andere möglicherweise in gefährliche Situationen bringen.

Es gibt also sinnvolle Ängste. Aber es existieren auch Ängste, die uns wenig bis gar nicht nützen. Gerade dann, wenn sie permanent präsent sind und alles andere überlagern.

Nach deinen Erfahrungen wäre es wohl eher verwunderlich, wenn du völlig frei von Angst wärest. Angst erzählt oft auch eine Geschichte, und in deiner Geschichte, in deiner Realität von Schwangerschaft und Geburt, ist Angst tief verankert und durchaus berechtigt. Du möchtest dich und dein Kind schützen, das ist mehr als verständlich.

Schauen wir doch mal, was in deinem Körper eigentlich passiert, wenn du Angst hast? Du baust Spannung in deinen Bewegungsmuskeln auf, das Herz beginnt, schneller zu schlagen, dein Blutdruck steigt, dein Atem beschleunigt sich, die Pupillen weiten sich, du erlebst Schweißausbrüche oder beginnst zu zittern. Diese Körperreaktionen haben sich bereits in der Steinzeit ausgebildet und sind seither unverändert. In der Steinzeit war es ein wildes Tier, das Angst ausgelöst hat. Um zu überleben, mussten deine Vorfahren

- sofort weglaufen können,
- bereit sein anzugreifen
- oder sich tot stellen.

Daher kann Angst im wahrsten Sinne des Wortes lähmen.

Dafür musste die Muskulatur angespannt und die Aufmerksamkeit erhöht sein und das Herz-Kreislauf-System auf Hochtouren laufen. Das kostete Energie. Nachdem sie dem Tier entkommen waren oder es erlegt hatten, folgte eine Phase der Entspannung. Der Körper hatte Zeit zu regenerieren, um die Energiereserven wieder aufzufüllen. Angst hat also für kurze Zeit eine lebenssichernde Funktion und verschwindet, sobald die Gefahr vorbei ist und wir in Sicherheit sind.

Hält Angst aber über einen langen Zeitraum an, raubt sie dir permanent Energie und dem Körper fehlt Regeneration. Der Körper befindet sich in einem permanenten Alarmmodus. Eine Schwangerschaft dauert (im besten Fall) 38 bis 42 Wochen. Zehn Monate, in der die Angst ständig Aufmerksamkeit heischt. Dafür sind wir nicht gemacht.

Doch die Angst einfach zu ignorieren bringt wenig. Ähnlich wie ein trotziges Kind wird auch die Angst gerne lauter und erscheint noch größer, als sie eigentlich ist. Gleich einem Scheinriesen. Vielleicht kennst du Herrn Tur Tur aus Michael Endes berühmter Geschichte „Jim Knopf und Lukas der Lokomotivführer". Von der Ferne betrachtet wirkt Herr Tur Tur riesig, unheimlich und sehr bedrohlich. Je näher man ihm aber kommt, umso kleiner wird er. In Wirklichkeit ist er sogar ein sehr friedlicher und liebenswerter Zeitgenosse.

Gehen wir doch einmal ein Stück auf deine Ängste zu und nehmen sie in Augenschein. Wer weiß, vielleicht sind sie am Ende viel kleiner, viel umgänglicher, als du dachtest. Vielleicht ist es sogar möglich, sie ganz loszulassen.

Bevor du etwas verändern kannst, musst du herausfinden, was dir eigentlich Angst macht.

Diese Übung kannst du im Laufe deiner Schwangerschaft immer wieder machen, wenn du das Gefühl hast, dass sie dir guttun könnte. Nimm dir einen Moment Zeit, dich mit den folgenden Fragen zu beschäftigen:

- Wie geht es dir heute, gerade jetzt in diesem Moment?
- Wie viel Angst ist für dich in Ordnung und wann tut sie dir nicht mehr gut?
- Welche Art von Angst begleitet dich …
  - Ist es eine diffuse Angst? Fällt es dir schwer sie klar zu benennen? Ist es ein ungutes, ungenaues Gefühl?
  - Oder ist es eine konkrete Angst, die du klar benennen kannst?
- Wann ist die Angst besonders spürbar?
- Was verstärkt die Angst?

Es kann hilfreich sein, deine Antworten aufzuschreiben oder mit anderen zu teilen. Die kannst du im Laufe der Zeit immer mal wieder anschauen und überprüfen. Beobachte, wie sie sich deine Antworten im Laufe der Schwangerschaft verändern und auch du dich weiter entwickelst mit deinen Themen und in deinen Prozessen.

Wie sich Gefühle auf deinen Körper auswirken und umgekehrt

Von Stress, Trauer und Angst sind wir nicht nur emotional betroffen. All unsere Emotionen, positiv wie negativ, sind immer auch körperlich spürbar. Emotionen und körperliche Reaktionen sind untrennbar miteinander verbunden.

Vielleicht hast du es bereits an dir beobachtet, was mit deinem Körper geschieht, wenn du negative Gefühle hast.

- Wenn wir uns erschrecken, stehen uns die Haare (auf den Armen) zu Berge, halten wir für einen Moment die Luft an oder wir werden kurzatmig.
- Sind wir traurig, lassen wir die Schultern hängen.
- Haben wir Angst, spannen sich unsere Muskeln an – wir verspannen. Dauerhafter Stress kann zu Blockaden führen und diese wiederum zu anderen körperlichen Beschwerden (s. Kapitel „Osteopathie"). Andersherum: Geht es uns gut und fühlen wir uns wohl, dann sorgen die Muskeln in unserem Gesicht für ein Lächeln oder sogar ein herzhaftes Lachen. Unsere Muskeln entspannen sich.
- Aufregung kann weiche Knie machen oder Durchfall.

Unsere gesamte Körperhaltung kann sich mit unseren Gefühlen und Emotionen verändern. Umgekehrt hat unsere Körperhaltung auch Einfluss auf unsere Gefühle.

Probier es doch gleich einmal aus.

Setz dich gerade hin, richte dich auf.

Wirbel für Wirbel, die Schulterblätter ein wenig mehr zueinander und die Brust ein wenig herausgestreckt.

Dein Kopf schwebt leicht wie ein Helium-Luftballon nach oben.

Und zu guter Letzt

lächele. ☺

Wie fühlt sich das an?

Was nimmst du wahr? Spürst du eine Veränderung? Es gibt kein Richtig oder Falsch … Vielleicht gibt es keine Veränderung, dann nimm das wahr.

Wie Gedanken unsere Emotionen beeinflussen

Auch Gedanken beeinflussen unsere Emotionen und entscheiden mit darüber, wie wir uns fühlen oder eine bestimmte Situation einschätzen beziehungsweise mit ihr umgehen.

Erwarten wir, dass etwas Schreckliches geschehen wird, werden wir Ängste entwickeln und uns schlecht fühlen.

Aber auch hier gilt: Ermutigende Gedanken verbessern unser Wohlbefinden und verhindern, dass Ängste übermächtig werden.

Die drei Ebenen, auf denen du für dich sorgen kannst

Um dich gut und gesund zu fühlen und eine glückliche und entspannte Schwangerschaft zu erleben, ist es wichtig, dem Körper, den Gedanken und den Gefühlen gleichermaßen Beachtung zu schenken. Du kannst auf allen drei Ebenen arbeiten. Daher findest du in unserem Buch

- Übungen, die auf der Körperebene ansetzen,
- Übungen, die deine Gefühle in den Fokus nehmen
- und Übungen, mit denen du auf der mentalen Ebene, also der Gedankenebene arbeiten kannst (Hinweise zur Kennzeichnung findest du im Kapitel: „Zum Gebrauch dieses Buches“).

Es kann hilfreich sein, eine Art Bestandsaufnahme durchzuführen und zu sehen, wo es bereits gut läuft und wo du noch etwas verändern kannst und noch etwas besser für dich selbst sorgen kannst. Du kannst die folgende Übung zu jeder Zeit wiederholen, um zu sehen, was sich verändert hat und wo du gerade stehst.

Im nächsten Schritt, kannst du dann gezielt an deinen Defiziten arbeiten und aktiv dazu beisteuern, dein Wohlgefühl während der Schwangerschaft zu verbessern.

Wenn du magst, geh die folgende Checkliste einmal durch und mache dir bewusst, an welchen Punkten du etwas für dich verbessern kannst. Kreuze dazu jeweils den für dich zutreffenden Smiley an.

Checkliste – Wie geht es mir gerade?

Körperliche Ebene – mein Körperbewusstsein

- genügend und erholsamer Schlaf ☺ ☹
- frei von Schmerzen oder Erkrankungen ☺ ☹
- entspannt und ruhig ☺ ☹
- kraftvoll, beweglich, ausreichend Bewegung ☺ ☹
- ausgewogene, gesunde Ernährung ☺ ☹
- ausreichend frische Luft ☺ ☹

Emotionale Ebene – meine Gefühlsebene

Unsere Grundgefühle sind:
Angst, Liebe, Schmerz, Wut, Trauer, Freude, Ekel, Neugierde.
Kannst du

- deine Gefühle wahrnehmen? ☺ ☹
- deine Gefühlen Raum geben? ☺ ☹
- deine Gefühle aushalten? ☺ ☹

Mentale Ebene – meine Gedanken

- Hast du Zeit, um zur Ruhe zu kommen, Zeit nur für dich, Zeit deine Gedanken bewusst wahrzunehmen? ☺ ☹
- Kannst du dich selbst gut reflektieren? ☺ ☹

- Kannst du negative Gedankenspiralen stoppen? ☺ ☹
- Kommst du gedanklich zur Ruhe, hast du auch mal Pause vom Denken? ☺ ☹
- Bist du gedanklich im Hier und Jetzt? ☺ ☹
- Sind deine Gedanken überwiegend positiv? ☺ ☹

Welche Punkte der Checkliste möchte ich verändern, um mich während meiner Schwangerschaft wohler und ausgeglichener zu fühlen?

____

____

____

Wie kann ich noch besser für mich sorgen? Was brauche ich, um eine positive Veränderung zu erzielen? Was tut mir gut?

____

____

____

Pränatale Bindung – Herzen öffnen

In der Schwangerschaft gibt es zwei Arten der Bindung zu deinem Kind. Eine körperliche (die Nabelschnur) und eine seelische, die emotionale Bindung. Beide sind gleichermaßen wichtig und sichern schon seit Urzeiten das Überleben unseres Nachwuchses.

Physiologisch bist du während der Schwangerschaft mit deinem Kind über die Plazenta und Nabelschnur verbunden. Dein Kind wird hier nicht nur mit allen lebenswichtigen Nährstoffen versorgt. Auch Emotionen werden über die Plazenta und Nabelschnur weitergeleitet, sodass ihr bereits mit Beginn der Schwangerschaft nicht nur körperlich ganz eng verbunden seid. Dein Kind lernt so auch gleich die bunte Palette der Emotionen und Gefühle kennen, die zum Leben dazugehören. Es spürt, wenn du traurig, gestresst, fröhlich oder glücklich bist, und erlebt auch deine Reaktion und deinen Umgang damit. Es ist ein sehr aufmerksamer kleiner Mensch.

Neben der Nabelschnur gibt es noch das sogenannte Herzensband zwischen Müttern oder Eltern und ihren Kindern. Dieses Band entsteht ebenfalls schon kurz nach der Einnistung, entwickelt sich jedoch nach der Geburt weiter und spielt fortwährend eine wichtige Rolle.

Nun hast du bereits einmal die Erfahrung machen müssen, wie schmerzhaft es sein kann, wenn diese tiefe und innige emotionale Bedingung jäh zerrissen wird. Und es ist ganz natürlich, dass du den Wunsch verspürst, dich diesmal so gut es geht vor weiteren Herzensbandschmerzen zu schützen.

Verdrängung ist ein natürlicher Abwehr- und Schutzmechanismus unserer Seele. Daher fällt es, bewusst oder unbewusst, vielen Frauen in der Folgeschwangerschaft schwerer, sich auf die Bindung zu ihrem Baby einzulassen.

So verständlich diese Reaktion auch ist, sie kann die Zeit der Schwangerschaft, die Geburt und auch den gemeinsamen Start erheblich erschweren. Selbst im Fall einer frühzeitigen Weiterreise des Kindes wird es dir die Trauer nicht ersparen. Trauer ist immer eine ganz gesunde und wichtige Reaktion auf Verlust und Tod. Und wir können uns viel leichter verabschieden, wenn uns bewusst ist, von wem wir uns da verabschieden müssen. Trauerarbeit heißt auch immer Bindungs- und Beziehungsarbeit.

Wenn wir nur halb trauern wollen, dann können wir wohl auch immer nur halb lieben. Wäre es nicht schade, wenn wir die gemeinsame Zeit nicht nutzen würden? Es ist gut, unsere Herzen zu öffnen und mit jeder Faser zu lieben und geliebt werden. Erlaube dir selbst, aus ganzem Herzen mutig zu sein und zu lieben.

In unserem Buch werden dir immer wieder Übungen zur Stärkung der Bindung begegnen. Nachfolgend findest du schon einmal ein paar Tipps, die dir dabei helfen können, dein Herz zu öffnen und die Bindung zu deinem Baby zu stärken (die Tipps sind natürlich auch für Väter geeignet).

Tipps zur Stärkung der Bindung

- Sprich mit deinem Baby.
- Hört zusammen Musik oder singe ihm was vor.
- Streichle deinen Bauch. So kannst du das Baby spüren und kennenlernen, und auch dein Kind spürt die Energie deiner Hände und

die wohltuende Berührung. So kann ein erstes Spiel zwischen euch entstehen.

- Nimm dir Zeit für Schwangerschaftskurse. Sie tun dir gut und du hast exklusive Babyzeit.
- Schaue dir die Ultraschallbilder immer wieder an.
- Suche einen Namen für dein Baby aus und benutze ihn. Es kann auch ein Spitzname sein.
- Kaufe, nähe oder bastele etwas Schönes und Besonderes für dein Kind.
- Mache möglichst viele Fotos vom Babybauch.
- Schreibe deinem Bauchbewohner einen Brief.
- Gestalte ein Schwangerschaftstagebuch.
- Finde ganz eigene Rituale für dich und dein Baby.
- Mache Meditationsreisen zum Kind.
- Mache Achtsamkeitsübungen.
- Besuche Folgeschwangerschaftstreffen.
- Erzähle auch anderen von deiner Schwangerschaft.
- Nimm dir Zeit, deinen kleinen Bauchbewohner kennenzulernen. Wie unterscheidet sich dieses Kind von seinen Geschwistern?
- Genieße den Moment.

Meilensteine

Erscheint dir die Zeit der noch vor dir liegenden Schwangerschaftswochen endlos lang? Oder geht dir einfach alles gerade viel zu schnell? Bauen sich Ängste und Sorgen immer wieder vor dir auf, versperren dir die Sicht oder verwandeln sich in neue Hindernisse? Fällt es dir (noch) schwer, den Gedanken an ein Happy End zuzulassen? Scheint das Bild von einem gesunden, lebendigen Baby im Arm verschwommen und nicht real zu sein?

Wenn Vergangenheit und Zukunft so wild durch unsere Gegenwart wirbeln, scheinen wir in einem Hamsterrad zu laufen, in dem wir nicht von der Stelle kommen. Damit du nicht sinnlos deine Energie verbrauchst und erschöpft bist, bevor deine Schwangerschaftsreise überhaupt richtig begonnen hat, halte einen Moment inne und tritt ein Stück zurück.

Es geht nicht um das große Ganze. Es geht vielmehr um kleine Schritte: einen Fuß vor den anderen, einen Tag nach dem anderen. Eine Stunde, ein Tag, vielleicht sogar eine Woche ist überschaubar und zu schaffen, oder?

Niemand würde auf die Idee kommen, den Mount Everest in einer Etappe zu besteigen oder ein Fußballspiel ohne Halbzeitpause durchzuspielen. Pausen sind sinnvoll und hilfreich, um voranzukommen.

Bleiben wir beim Beispiel des Mount Everest. Jeder, der den höchsten Berg der Erde besteigen möchte, weiß, dass dies nur in Teiletappen möglich ist. Diese Teiletappen sind sogenannte Meilensteine. Das sind wichtige Stationen, an denen man ausruht, neue Kraft sammelt, die Route noch einmal bespricht und Ausrüstung und Vorräte überprüft. Solche Meilensteine können auch dir helfen, mit deinen Kräften hauszuhalten. Jedes Zwischenziel, das du erreicht hast, darf gebührend gefeiert werden.

Zerlegen wir die Schwangerschaft einmal in kleine Etappen: Wo könntest du deine ganz persönlichen Meilensteine setzen? Was sind deine persönlichen Momente des Aufatmens und Durchatmens? Wo befindest du dich gerade? Und was kannst du bereits abhaken?

Unsere Vorschläge für deine Meilensteinkarten – eventuell treffen nicht alle für dich zu, die kannst du einfach übergehen. Vielleicht gibt es für dich Meilensteine, die hier nicht aufgezählt werden, die kannst du am Ende ergänzen.

	Datum
Positiver Schwangerschaftstest	
Erster Termin beim Frauenarzt/bei der Frauenärztin	
Erster Termin mit der Hebamme	
1. Ultraschaltermin	
Wir konnten dein Herzchen schlagen sehen.	
Familie und Freunde wissen nun von dir.	
2. Vorsorgeuntersuchung	

Mein Chef/meine Chefin weiß Bescheid.

Fruchtwasseruntersuchung

Wir wissen dein Geschlecht.

Triple Test

3. Vorsorgeuntersuchung

Urlaub mit Babybauch

Ich kann deine Bewegungen spüren.

Du hast deinen ersten Schluckauf.

Wir gehen zum Geburtsvorbereitungskurs.

2. großer Ultraschall

Ich gehe zum Kurs für Schwangerschaftsfitness.

Ich habe dir deine erste eigene __________ gekauft

Halbzeit

4. Vorsorgeuntersuchung

Organscreening

5. Vorsorgeuntersuchung

Zuckertest

Wir haben deinen Namen gefunden.

Anmeldung in der Klinik/im Geburtshaus/zur Hausgeburt

Fotoshooting

Ab heute bin ich weiter als beim letzten Mal.

6. Vorsorgeuntersuchung

Ich packe meine Tasche für die Geburtsreise.

Ich habe meinen Geburtsplan geschrieben.

Heute war meine Blessingway-Party (Kraftspendende Feier).

8. Vorsorgeuntersuchung

Mein Mutterschutz beginnt.

9. Vorsorgeuntersuchung

10. Vorsorgeuntersuchung

Ich beginne mit geburtsvorbereitender Akkupunktur/Massage.

Du hast dich gedreht.

Ab heute bist du kein Frühchen mehr.

11. Vorsorgeuntersuchung

Wir haben einen Gipsabdruck von meinem Bauch gemacht.

Heute bist du geboren.

Dir fehlt noch ein Meilenstein? Kein Problem.
Hier ist Platz für deine ganz persönlichen Meilensteine.

Beppo der Straßenfeger

Kennst du die Geschichte von Beppo dem Straßenfeger aus dem Buch „Momo" von Michael Ende?

„Manchmal hat man eine sehr lange Straße vor sich. Man denkt, die ist so schrecklich lang; das kann man niemals schaffen, denkt man. Und dann fängt man an, sich zu eilen. Und man eilt sich immer mehr. Jedes Mal, wenn man aufblickt, sieht man, dass es gar nicht weniger wird, was noch vor einem liegt.

Und man strengt sich noch mehr an, man kriegt es mit der Angst zu tun und zum Schluss ist man ganz außer Puste und kann nicht mehr. Und die Straße liegt immer noch vor einem. So darf man es nicht machen. Man darf nie an die ganze Straße auf einmal denken, verstehst du? Man muss immer nur an den nächsten Schritt denken, an den nächsten Atemzug, an den nächsten Besenstrich. Dann macht es Freude; das ist wichtig, dann macht man seine Sache gut. Und so soll es sein.

Auf einmal merkt man, dass man Schritt für Schritt die ganze Straße gemacht hat. Man hat gar nicht gemerkt wie, und man ist nicht außer Puste. Das ist wichtig."

Daher blicke nicht auf den ganzen langen Weg, der in den nächsten Monaten vor dir liegt. Blicke von Woche zu Woche und freue dich auf alles, was du in jeder Woche für dich und dein Baby tun kannst.

Für jedes Kind ein Platz im Familiensystem

„Haben Sie auch Kinder?" oder „Wie viele Kinder haben Sie denn schon?" oder „Ist das Ihr erstes Kind?"

Kennst du solche Fragen? Eine beiläufig gestellte und so harmlos wirkende Frage bei einem Small Talk auf der netten Gartenparty, auf dem Spielplatz, im Wartezimmer oder im Kundengespräch. Und doch löst diese eine Frage viele Emotionen aus. Die Antwort in deinem Kopf scheint jeden Rahmen einer oberflächlichen Unterhaltung zu sprengen. Manchmal ist es sicherlich legitim, nach einer kleinen Notlüge zu greifen, um sich zu schützen. Und doch hat man vielleicht auch ein schlechtes Gewissen. Es fühlt sich falsch oder verwirrend an, das verlorene Kind nicht zu erwähnen.

Kinder tun sich oft weniger schwer, ihren verstorbenen Geschwistern ihren Platz zuzugestehen. Ja, ihnen scheint es sogar besonders wichtig zu sein.

Jedes Familienmitglied hat einen festen Platz in unserem Familiensystem und seine Rolle: Mutter, Vater, Erstgeborene, Sandwichkind, Nesthäkchen, großer Bruder, kleine Schwester …

Stirbt ein Familienmitglied, zum Beispiel der Opa, bleibt sein Platz leer, aber bestehen. Niemand käme auf die Idee, sich einen neuen Opa zu besorgen oder dem alten Onkel nun diesen Platz zuzuweisen. Stirbt ein Kind in der Schwangerschaft oder kurz danach, hat es ebenso seinen Platz im Familiensystem, vom Moment der Zeugung ist dies unwiederbringlich sein Platz. Nur ist dieser Platz nicht immer für alle greifbar, spürbar und sichtbar. Eltern hören dann oft Sätze wie „Es hat doch kaum gelebt“, „Ihr seid ja noch jung und könnt noch viele Kinder bekommen“ oder „Jetzt bist du ja wieder schwanger, jetzt musst du auch nicht mehr traurig sein“ oder „Jetzt hast du ja dein Baby“.

Vielleicht muss man selbst schwanger gewesen sein, um zu begreifen, wie einmalig bereits so ein kleiner Mensch ist, bereits im Verborgenen des mütterlichen Bauches. Wie groß die Lücke ist, die sein Weggehen hinterlässt. Egal wie viele Kinder noch folgen, sie alle werden ganz eigene kleine Persönlichkeiten sein, ihre eigenen Geschichten und Bedürfnisse mitbringen. Sie werden uns lehren, dass das Leben weitergeht und dass wir immer wieder lachen und lieben können. Doch eines werden sie nie: den Verlust ungeschehen machen können oder das vorangegangene Geschwisterchen ersetzen. Daher löst sich die Trauer mit ihrem Eintreffen auch nicht in Luft auf.

Eltern beginnen mit dem positiven Schwangerschaftstest, eine Bindung zu ihrem Kind aufzubauen. Auch die Vorstellung von der Zukunft, der nächsten Jahre scheint sehr greifbar und real. Aber mit dem Tod des Kindes verändert sich alles. Lebenspläne müssen neu gestaltet werden. Die Liebe braucht ein neues Ventil. Und es braucht ein Sichtbarmachen des Kindes, denn das kann es nicht für sich selbst tun.

Du bist eine Mutter, ein Vater von Beginn der Zeugung an, denn von diesem Moment an ist es DEIN Kind.

Wir können nur Abschied nehmen von jemandem, den wir gekannt haben und der uns präsent ist. Wir können nur heilen in unserer Trauer, wenn wir dieser Person einen Platz geben.

Ein Familiensystem ist nur dann in Balance, wenn alle Plätze richtig besetzt sind und keiner eine Rolle ausfüllen muss, die nicht seine oder ihre ist. Gerade wenn Kinder sehr früh in der Schwangerschaft sterben, Eltern kaum bis gar keine Erinnerungsstücke oder gar Bilder haben, ist dies oft gar nicht leicht.

Damit dein Familiensystem im Gleichgewicht bleibt, kannst du eine kleine Sichtbarkeitsübung machen.

Du brauchst Papier und Stifte
Zeichne für jedes deiner Kinder (das einmal in deinen Bauch eingezogen ist, egal wie kurz oder lang es bei dir war, ob es heute lebt oder nicht) ein einfaches Strichmännchen (blau für Junge, rot für Mädchen, gelb, wenn du dir beim Geschlecht nicht sicher bist). Schreibe unter jedes Kind den Namen und das Jahr seiner Geburt.
Alternativ kannst du dir auch für jedes Kind einen schönen Stein suchen und ihn bemalen.

Betrachte das Bild nun genau und in aller Ruhe und beantworte die Fragen

- Bist du bereits Mama?
- Wie viele Kinder hast du?
- Welchen Platz im Familiensystem haben deine Kinder?

TEIL II Das Abenteuer Schwangerschaft

Eine besondere Reise

Stärkende und entspannende Impulse für jede Etappe deiner Folgeschwangerschaft

280 Tage, also etwa 40 Wochen, dauert eine Schwangerschaft. Eigentlich doch ein Klacks, wenn man bedenkt, welch langer Lebensweg bereits hinter dir liegt. Und doch fühlt es sich vielleicht so an, als wärst du nach langer und kräftezehrender Reise erst am Fuße eines hohen Berges angekommen. Der Gipfel liegt im Nebel verborgen und der Weg lässt sich nur erahnen. Erinnerungen und Emotionen der letzten Schwangerschaft zucken wie Blitze laut und grell vor deinem inneren Auge auf. Angst und Erschöpfung ringen mit Sehnsucht, Hoffnung und zaghafter Vorfreude.

Atme jetzt einmal tief durch!

Auch die längste Reise beginnt mit dem ersten Schritt.

Jede Reise, jede Schwangerschaft ist so individuell, einzigartig und einmalig, wie es auch unsere Kinder sind. Hin und wieder wird dir die Strecke bekannt vorkommen oder der ein oder andere vertraute Wegbegleiter wird dir begegnen. Und doch gibt es so viel Neues zu entdecken und zu erleben.

Für deine Schwangerschaftsreise findest du auf den nächsten Seiten Woche für Woche verschiedene Tools, Tipps und Übungen. Eine Art Reiseproviant. Da die Geschmäcker bekanntlich verschieden sind, probiere aus, was dir „schmeckt“, guttut und zu dir passt. Alles in diesem Buch solltest du als das sehen, was es ist: ein Angebot. Nicht mehr und nicht weniger.

Natürlich kannst das Buch auch querlesen, Seiten überspringen oder neu für dich anordnen. Denn du bist die Expertin für dich.

Gleichzeitig ist dieses Büchlein auch eine Art Reisetagebuch für deine persönlichen Einträge und wird so Schritt für Schritt zu einem ganz persönlichen Schatz der Erinnerung.

Damit du keinen unnötigen Ballast mit dir herumschleppst, überprüfe hin und wieder dein Gepäck. Wirf über Bord, was dich am unbeschwerten Reisen hindert, und packe ein, was dich stärker werden lässt.

Umgib dich mit Menschen, die dir guttun, dann wird der Weg dir gleich viel weniger steinig und beschwerlich vorkommen.

Meine liebsten und wichtigsten Reisebegleiter sind:

(Diese Seite kannst du nach und nach noch mit weiteren Reisebegleitern füllen.)

Erstes Trimester: 1. bis 12. Schwangerschaftswoche

Die Reise beginnt …

1. bis 4. Woche: Der Einzug

Die Schwangerschaftsdauer wird ab dem ersten Tag der letzten Periode berechnet, was gleichzeitig bedeutet, dass in den ersten zwei Wochen noch gar keine Schwangerschaft besteht. Bei einem durchschnittlichen Zyklus von 28 Tagen findet der Eisprung und damit die Chance auf eine Schwangerschaft etwa um den 14. Zyklustag statt (natürlich kann das auch variieren). Nach dem Eisprung wird es nun spannend. Jedoch vergehen noch circa sieben Tage, bis die befruchtete Eizelle in der Gebärmutter angekommen ist und ihren Platz gefunden hat. Mit der Einnistung beginnt die Schwangerschaft. Vielleicht hast du bereits eine kleine Ahnung. Oder du hast die Einnistung durch eine Art Ziehen in der Gebärmutter wahrgenommen? Oder eine leichte Schmierblutung hat den Einzug des neuen Bauchbewohners angekündigt? Gewissheit bringt erst ein Schwangerschaftstest zum Ende des Zyklus.

In der 4. Woche wird die Hoffnung (bei den meisten Frauen) zu Gewissheit und wir starten nun gemeinsam in der 5. Schwangerschaftswoche in das Abenteuer Folgeschwangerschaft.

Jetzt wunderst du dich vielleicht, warum dich auf den nächsten Seiten nun weitere 36 Wochen-Kapitel erwarten, statt 35. Dies ist kein Rechenfehler. Die Dauer einer Schwangerschaft lässt sich nie genau berechnen. Es kommen nur etwa vier von 100 Babys an ihrem errechneten Termin zur Welt, einige haben es etwas eiliger und können es kaum erwarten, geboren zu werden, wohingegen andere sich Zeit lassen.

Bevor wir nun starten, nimm dir bitte einen Moment Zeit, um dir bewusst zu machen, dass dies ein ganz neuer Abschnitt in deinem Leben ist. Der kleine Mensch, der nun bei dir eingezogen ist, ist ein völlig neues, ein völlig anderes Menschkind als das Kind / die Kinder das/die du bereits hast. Dieses Baby wird seine ganz eigene Persönlichkeit mitbringen, seine eigenen Bedürfnisse und seine eigenen Pläne, also seine eigene Geschichte. Vielleicht macht es dich traurig, weil dir erneut bewusst wird, dass dein verstorbenes Kind nicht zurückkommt und durch nichts und niemanden zu ersetzen ist. Lass diese Trauer ruhig zu.

Gleichzeitig kannst du dir bewusst machen, dass auch du dich verändert hast. Du bist stärker als je zuvor. Du bist über dich selbst hinausgewachsen und hast viel über dich gelernt. Du hast viele Erfahrungen und sicher auch viel Wissen gesammelt. Die Herausforderung ist, zu unterscheiden, was dir davon nützlich sein kann und welchen Ballast du noch abwerfen magst.

Du bist schwanger mit einem weiteren Kind und ihr werdet gemeinsam eine ganz eigene, neue und andere Erfahrung zusammen machen.

Wer bin ich heute?

Welche positiven Erfahrungen und Erkenntnisse bringe ich mit in diese neue Schwangerschaft?

Wovon werde ich profitieren?

Was werde ich diesmal anders machen?

5. Woche: Dein positiver Schwangerschaftstest

Wahrscheinlich hast du gerade erst von deiner Schwangerschaft erfahren … und erlebst ein Feuerwerk der Emotionen.

Herzlichen Glückwunsch!

Was fühlst du gerade?
Welche Gefühle überwiegen?
Wenn du magst, kannst du hier ein Foto von deinem Schwangerschaftstest einkleben.

Alle Gefühle sind okay wie sie gerade sind, haben ihre Berechtigung und dürfen sein. Du und dein Baby, ihr habt nun gemeinsam viele Wochen Zeit um zu wachsen.

Dein kleiner Bauchbewohner ist zu diesem Zeitpunkt zirka drei Millimeter klein, dein Körper verbringt bereits jetzt Höchstleistungen, auch wenn alles noch im Verborgenen geschieht.

Wenn die Gefühlswellen sich überschlagen …

… halte einen Moment inne … atme tief durch Nase ein und vollständig wieder aus … atme sanft ein und vollständig aus … du kannst dir beim Einatmen vorstellen, wie alle Energie, die du gerade brauchst in dich hineinfließt und beim Ausatmen, wie alle Emotionen, die dir gerade zu viel sind, aus dir herausfließen.

Um die 5. Schwangerschaftswoche herum steht der erste Termin beim Frauenarzt, der Frauenärztin oder der Hebamme an.

Nach dem vorangegangenen Verlust deines Kindes bekommt eine weitere Schwangerschaft aus medizinischer Sicht immer den Vermerk Risikoschwangerschaft aufgedrückt. Lass dich von diesem kleinen Kreuzchen in deinem Mutterpass nicht verunsichern.

Risikoschwangerschaften sind die Norm

In Deutschland fallen etwa 70 bis 80 Prozent aller Schwangerschaften unter die Rubrik Risikoschwangerschaft. Dies könnte den Eindruck erwecken, deine Schwangerschaft steckt voller Gefahren, jedoch ist das nur ein Routinevermerk und keine direkte Aussage darüber, wie es dir oder deinem Kind geht.

Es gibt eine Art Fragekatalog, den jede werdende Mutter bei ihren Untersuchungen durchläuft, und ein einziger Punkt reicht aus: Alter unter 18, Alter über 35, Über-/Untergewicht, Vorerkrankungen, vorausgegangene Fehl- oder Frühgeburten, Erbkrankheiten, Kaiserschnitte, Blutarmut, Vielgebärende mit mehr als vier Kindern, Mehrlingsschwangerschaft oder chronische Blasenentzündung ...

Das deutsche Gesundheitssystem ist sehr aufmerksam und der Fragekatalog entsprechend umfangreich, wenn es um die Betreuung Schwangerer geht. Sieh es als Chance.

Dir steht nun eine Vielzahl medizinischer Untersuchungen und Angebote offen, die von der gesetzlichen Krankenkasse bezahlt werden, damit Ärzte, Ärztinnen und Hebammen dich und dein Kind besonders engmaschig begleiten können, wenn du dir das wünschst. Bist du privat versichert, hängt die Leistung von deinem Vertrag mit der Krankenkasse ab.

Alles kann, nichts muss. Wichtig ist, dass du dir bewusst machst, was du von diesen Angeboten wirklich brauchst.

Eine selbstbestimmte Schwangerschaft bedeutet auch, sehr bewusst eigene Entscheidungen zu treffen. Entscheidungen, die sich für dich stimmig anfühlen.

Nimm dir immer wieder Zeit, um in dich hinein zu spüren und beantworte dir diese Fragen:

Welche Untersuchungen, Tests können mich dabei unterstützen, mich sicherer, entspannter zu fühlen und in mein Vertrauen und meine eigene Kraft zurückzufinden?

____

____

Was empfinde ich gerade eher als belastend oder stressig für mich?

____

____

Welche Vor- und Nachteile (Risiken) hat diese Untersuchung / dieser Test für mein Baby?

____

____

Welchen Nutzen oder Gewinn kann ich aus dieser Untersuchung ziehen?

____

Brauche ich noch mehr Informationen, um eine Entscheidung treffen zu können?

Welche Konsequenzen ergeben sich gegebenenfalls für mich aus den Untersuchungsergebnissen?

Erhalte ich durch diese Untersuchung Sicherheit, Gewissheit oder könnte neue Unsicherheit entstehen?

Was brauche ich aktuell an Hilfestellung von meinem Arzt / meiner Hebamme?

Eine Hebammenbegleitung steht dir von Beginn deiner Schwangerschaft an zu. Die Vorsorgeuntersuchungen kannst du zwischen dem Arzt und der Hebamme aufteilen – du kannst dich auch für eine Begleitung ausschließlich durch eine Hebamme entscheiden, dann brauchst du nur für den Ultraschall zu einem Arzt oder einer Ärztin.

Selbst wenn du dir erst später die Begleitung einer Hebamme wünschst, ist es sinnvoll, wenn du dich bereits frühzeitig auf die Suche begibst. Vielleicht magst du dir zur zusätzlichen Unterstützung der emotionalen Begleitung auch eine Doula mit an Bord nehmen (mehr zu Doulas im Kapitel „Doula-Begleitung"). In manchen Städten werden spezielle Selbsthilfegruppen und Treffen für Eltern in der Folgeschwangerschaft angeboten. Diese können auch zu einem so frühen Zeitpunkt bereits besucht werden.

Lieber werdender Vater,
begleite deine Partnerin zu allen Terminen und Untersuchungen rund um die Schwangerschaft und Geburt. Deine Anwesenheit ist eine wichtige emotionale Stütze für sie. Nutze diese Termine, um auch deine Fragen und eventuellen Sorgen und Ängste anzusprechen. Findet ein kleines Ritual. Geht nach diesen Terminen in euer Lieblingscafé oder macht einen kleinen Spaziergang. So habt ihr Zeit, noch einmal über all das, was ihr erfahren habt, zu sprechen.

Diese Übung ist für Paare ab der 5. Schwangerschaftswoche. Natürlich könnt ihr sie im Verlauf der Schwangerschaft beliebig oft wiederholen. Es kann sogar sehr spannend sein zu sehen, ob und was sich im Laufe der Zeit verändert.

Wir möchten dich/euch mit den Fragen dazu einladen, einen Moment innezuhalten und achtsam nachzuspüren. Was beschäftigt dich aktuell besonders? Was sind deine Bedürfnisse und Wünsche? Seht diese kleine Übung als eine Art Bestandsaufnahme und als Chance, miteinander ins Gespräch zu kommen. Wenn wir unsere Gedanken und Emotionen aufschreiben und sie laut aussprechen, bekommen diese einen Raum. So verliert Negatives oft an Intensität, während wir gleichzeitig mehr in unsere Kraft zurückkehren können.

Nimm dir einen Moment Zeit und beantworte die Fragen zuerst für dich selbst. Danach könnt ihr euch gemeinsam darüber austauschen. Vielleicht möchtet ihr dazu eine besondere gemütliche Atmosphäre schaffen?

Fragen an die werdende Mutter
Welche Gedanken oder Befürchtung habe ich aktuell?

Welche Themen beschäftigen mich aktuell?

Welche Unterstützung wünsche ich mir von meinem Partner?

Welche Unterstützung wünsche ich mir von meiner Familie, Freunden?

Welche Unterstützung wünsche ich mir vom Frauenarzt, Hebamme, Doula?

Was würde mich eher belasten als mir helfen?

Wie kann ich meinen Partner unterstützen sich in der aktuellen Situation gut zurecht zu finden?

Nur wer gut für sich selber sorgt, kann gut für andere sorgen.
Was brauche ich also, damit ich selbst gut für mich sorgen kann?

Wo liegen meine Prioritäten in den nächsten Wochen?

Fragen an den werdenden Vater/die Begleitung

Welche Gedanken oder Befürchtungen habe ich aktuell?

Welche Themen beschäftigen mich aktuell?

Was würde mich eher belasten als mir helfen?

Wie kann ich meinen Partner unterstützen, sich in der aktuellen Situation gut zurecht zu finden?

Nur wer gut für sich selber sorgt, kann gut für andere sorgen. Was brauche ich also, damit ich selbst gut für mich sorgen kann?

Wo sehe ich meine Aufgaben in den nächsten Wochen?

Wo liegen meine Prioritäten in den nächsten Wochen?

---

6. Woche: Negative Gedanken loslassen

> *„Ich stehe mit dem richtigen Fuß auf,*
> *öffne das Fenster meiner Seele,*
> *verbeuge mich vor allem was lebt,*
> *wende mein Gesicht der Sonne entgegen,*
> *springe ein paar Mal über meinen Schatten*
> *und lache mich gesund."*
> Hans Kruppa

Dein Baby ist gerade zirka zwei bis vier Millimeter „groß" und ähnelt einem winzigen Reiskorn. Da so ein Reiskorn nicht viel Platz benötigt, sieht man dir die Schwangerschaft noch nicht an.

Manche Frauen fühlen sich nun (besonders) emotional und dünnhäutig: Übelkeit, Müdigkeit, häufiger Harndrang, Ziehen im Bauch und in den Brüsten und Geruchsempfindlichkeit können fühlbare Zeichen dafür sein, dass die Hormone auf Hochtouren arbeiten. Sie sorgen dafür, dass du dir Schutzräume schaffst und achtsam mit deinen Bedürfnissen und Kräften umgehst.

Versuche, diese Schwangerschaft nicht mit der letzten zu vergleichen – auch nicht mit anderen Schwangerschaften. Jede Schwangerschaft ist einzigartig, so wie die Mütter und Kinder es auch sind.

Mit den meisten Ultraschallgeräten ist es ab der 6. Woche möglich, den Herzschlag eines Kindes nachzuweisen, wenn die Kleinen nicht allzu versteckt in Uterus liegen. Manchmal braucht es ein wenig Geduld. Sicherlich ein emotionaler Moment, wenn du ein Datum auf deiner Meilensteinkarte eintragen kannst.

Damit du dich trotz der aufregenden und vielleicht auch anstrengenden Tage ein wenig entspannen kannst, haben wir einen Übungsvorschlag für dich.

Allgemeine Tipps zum Lesen/Hören von Fantasiereisen findest du im Kapitel „Zum Gebrauch des Buchs“

Diese Übung kannst du besonders gut am Abend im Bett durchführen.

Negative Gedanken loslassen

Mache es dir bequem und schließe die Augen.

Lege Daumen und Zeigerfinger jeder Hand ganz leicht zusammen.

Hole beim nächsten Einatmen tief Luft und atme dabei in deinen Bauch hinein, halte die Luft etwa fünf Sekunden lang an und atme dann langsam durch den Mund wieder aus.

Schenke dir vier oder fünf dieser behaglichen, langsamen Atemzüge.

Wenn du deine Atemzüge genossen hast, kannst du deine Finger wieder öffnen und in einem normalen Rhythmus weiteratmen. So wie es für dich angenehm ist.

Mit jedem Ausatmen kannst du noch ein wenig mehr Spannung herausfließen lassen.

Wenn es noch negative Erinnerungen an diesen Tag gibt oder etwas, was dich beschäftigt oder dir Sorgen macht, dann kannst du dir all das an einem Ort vorstellen und dich dann langsam von diesem Ort entfernen.

Schritt für Schritt.

Mit jedem Schritt entfernst du dich ein Stück weiter. Und mit jedem Schritt verändert sich dein Gefühl. Der Abstand tut dir gut, und du spürst Wohlbefinden, das sich ganz von selbst in dir ausbreitet.

Suche dir einen Ort, an dem du dich wohlfühlen kannst. Einen sicheren, einen geborgenen Ort.

Schau dich in aller Ruhe um…

- Was riechst du?
- Was schmeckst du?
- Was hörst du?
- Was siehst du?

Du kannst deinen Tag mit gutem Gewissen hinter dir lassen und Kraft schöpfen. Du hast dir Ruhe verdient.

Der Tag verblasst mehr und mehr. Du ruhst ganz in dir selbst.

Du nimmst dieses gute Gefühl wahr und lächelst für einen Moment.

Du bist dankbar für all das, was schon gut ist.

Behalte dieses heitere, gute Gefühl in dir und nimm es mit in die Nacht, in der sich dein Körper ganz von selbst erholt.

Erlaube dir loszulassen und achte nur noch auf dieses gute Gefühl und das leichte Heben der Bauchdecke beim Einatmen und das leichte Senken deiner Bauchdecke beim Ausatmen.

Alles, was dir während deiner Folgeschwangerschaft guttun kann
Schreibe das Alphabet von A bis Z auf ein Blatt Papier. Fällt dir zu jedem Buchstaben etwas ein, das dir in den kommenden Wochen guttun kann? Wenn du zu einem Buchstaben keine Idee hast, kannst du gerne auch mal einen Blick auf unser Beispiel werfen:

A = Atmung, Achtsamkeit, Autogenes Training, Austausch
B = Bewegung
C = Chancen bewusst wahrnehmen
D = Dankbarkeit
E = Entspannung
F = Freuen, Fantasiereisen
G = Gelassenheit, Gut-tu-Momente
H = Hilfe annehmen
I = Informationen, die ich brauche
J = Jubeln
K = Körperwahrnehmung, Küssen
L = Lächeln; Liebe; Loslassen, was nicht guttut
M = Massage
N = Nein zu allem, was nicht guttut

O = Optimismus, Osteopathie
P = Positiv denken und sprechen
Q = Qigong
R = Raus aus der negativen Gedankenspirale
S = Selbstwirksamkeit
T = Tu, was dir gefällt
U = Unterstützung suchen
V = Vertrauen
W = Wohlfühlmomente sammeln
X = X-mal den Babybauch sanft streicheln
Y= Yoga
Z = Zufrieden im Hier und Jetzt

Das wird dir jetzt guttun

- Schlafe, wann immer es Gelegenheit dazu gibt.
- Trinke ausreichend Wasser.
- Bewege dich möglichst viel an der frischen Luft.
- Lege Pausen ein.
- Auch Akupunktur kann hilfreich sein.

Deine Hebamme hat sicherlich noch ein paar Ideen für dich parat.

7. Woche: Der Gast

Dein Baby ist circa fünf Millimeter groß. Die ersten Ansätze der Ärmchen und Beinchen sind bereits erkennbar. Gerade ähnelt dein Bauchbewohner einer dicken Bohne oder einem Gummibärchen. So klein es auch ist, bereits jetzt stehen die genetischen Komponenten fest. Was für das Auge beziehungsweise das Ultraschallgerät noch nicht sichtbar ist, ist schon längst entschieden, wie zum Beispiel Augen- oder Haarfarbe und auch, ob es später dünnes, dickes oder lockiges Haar haben wird. Auch das Geschlecht steht bereits fest.
Ganz spontan! Was sagt dir dein Gefühl? Junge oder Mädchen?

Dein kleiner Gast ist zwar noch nicht lange bei dir eingezogen, und doch hat er es sich schon ganz schön gemütlich gemacht. So ein Leben in der Gebärmutter ist wahrlich toll: angenehmes Klima, 1-A Zimmerservice, Rundumversorgung, kuschelig, angenehmes, gedämpftes Licht, weiche Ausstattung. Und das Allerbeste: Es muss nie allein sein. So lässt es sich leben.

Allgemeine Tipps zum Lesen/Hören von Fantasiereisen findest du im Kapitel „Zum Gebrauch des Buchs“

Eigentlich bist du die Gastgeberin deines Kindes, und bis ihr gemeinsam gemütlich bei einer Tasse Tee, Keksen und Muttermilch zusammensitzen werdet, wird es noch eine ganze Weile dauern. Wie wäre es denn vorab schon mit einem Besuch?

Übung zur Bindungsstärkung
Setz dich oder leg dich bequem hin. Leg eine Hand auf deinen Bauch, etwa in Höhe der Gebärmutter. Atme ein paar Mal ruhig ein und aus … spüre wie du dich mit jedem Atemzug mehr entspannst … dein Kopf ist jetzt ganz frei und es entsteht Raum für deine Fantasie … reise in Gedanken zu deinem Kind … in deiner Fantasie ist es dir möglich, dich ganz kleinzumachen … so klein, dass du bequem zu deinem Kind in seine Gebärmutter-Höhle schlüpfen kann … schau

dich um, ist dies nicht ein schöner Ort? Hier kann man gut wachsen und gedeihen … vielleicht magst du dein Baby einmal fragen wie es ihm gerade geht … höre, was es antwortet … vielleicht möchtest du dein Baby auch fragen, was es von dir wünscht … vielleicht fallen dir noch weitere Fragen ein, die du deinem Baby stellen magst … nimm dir jedes Mal Zeit seinen Antworten zu lauschen.

Wenn du all deine Fragen losgeworden bist, erzähle deinem Baby ruhig davon, wie dir es dir gerade geht und welche Wünsche du für euch beide hast … erzähle ihm wie sehr du dich auf eure gemeinsame Zeit freust … ja auch von deinen Ängsten und Sorgen darfst du erzählen, denn die spürt es sowieso.

Du kannst deinem Baby auch von seinen „Vormietern" erzählen … wer hat bereits vor ihm an diesem ganz besonderen geborgenen Ort (deiner Gebärmutter) gewohnt … so ein Besuch kann einen ganz schön müde machen … daher wird es nun langsam Zeit sich zu verabschieden … bedanke dich bei deinem Gastgeber … wenn du magst, kannst du jederzeit erneut zu Besuch kommen …

Atme ganz ruhig und bewusst ein und aus … mit jedem Atemzug spürst du, wie du in deine ursprüngliche Größe zurückkehrst … atme weiter … ein und aus … nimm dich selbst und deine Umgebung mit jedem Atemzug wieder bewusster wahr … nimm deine Hand auf deinem Bauch wahr ... spüre wie sich mit jedem Atemzug deine Bauchdecke unter deiner Hand hebt und senkt … nimm nun auch die Unterlage, auf der du dich befindest wieder wahr … wenn du soweit bist öffne nun auch deine Augen … sieh dich um und kehren ins hier und jetzt zurück.

Lieber werdender Vater,
Für Väter ist es oft zu Beginn noch etwas schwieriger, sich der erneuten Schwangerschaft bewusst zu werden, weil sie die körperliche Veränderung anfangs nicht sehen und auch nicht spüren können. Alles scheint ein wenig vage und unreal zu sein. Vielleicht hilft es dir, deine Partnerin auf den Fantasiereisen zu begleiten.

Kleine Achtsamkeitsübung für die Ohren:

Schließe die Augen.

Atme bewusst ein und aus.

Konzentriere dich für eine Weile nur auf die unterschiedlichen Geräusche und Töne, die an dein Ohr dringen und zähle, wie viele unterschiedliche Dinge du hören kannst. das muss nicht lange sein, es reicht etwas eine Minute.

8. Woche: Einen Platz für die Angst finden

Dein Baby wächst fleißig weiter und ist nun ungefähr 15 bis 22 Millimeter „groß“, das entspricht etwa der Große einer Himbeere. Das Gesicht deines Kindes beginnt Form anzunehmen und das Rückenmark verschließt sich.

Vielleicht hast du bei dir wahrgenommen, dass dein Ruhepuls sich erhöht hat und dein Herz rund zehn Schläge öfter pro Minute schlägt, das liegt daran, dass das Blutvolumen in deinem Körper zugenommen hat, um dein Baby gut zu versorgen. Bis sich der Körper daran gewöhnt hat, kann es zu Schwindelgefühlen kommen und das Gefühl der Achterbahnfahrt verstärkt sich. Außerdem mach dich diese Mehrarbeit deines Körpers oft müde.

Dein Körper schüttet gerade besonders viel Progesteron aus. Dieses Hormon sorgt dafür, dass die Schwangerschaft aufrechterhalten wird, und wirkt gleichzeitig beruhigend (ein weiterer möglicher Grund für die ungewohnte Dauermüdigkeit).

Dennoch kann es sein, dass du dich trotz hormoneller Unterstützung nicht beruhigt und entspannt fühlst.

Leider gibt es keinen Zaubertrick, der jegliche Angst komplett in Luft auflöst. Es macht sogar Sinn, dass du nicht versuchst, alle Angst völlig zu verdrängen. Du kannst sie jedoch an einem Platz unterbringen, an dem sie dich nicht mehr lautstark stört. Wenn du magst, können wir mithilfe der nächsten Übung gemeinsam einen solchen Platz für deine Angst finden.

> *„Mut heißt nicht keine Angst zu haben. Mut ist die Entscheidung, dass etwas anderes wichtiger ist als die Angst.“*
> Francois Mitterrand

Allgemeine Tipps zum Lesen/Hören von Fantasiereisen findest du im Kapitel „Zum Gebrauch des Buchs"

Diese Fantasiereise kann dir dabei helfen, trotz Ängsten eine entspannte Schwangerschaft zu erleben.

Einen Platz für die Angst finden

Stell dir vor, du befindest dich in einem schönen Raum. Du kannst ihn ganz nach deinen Wünschen gestalten.

Vielleicht gibt es Fenster, durch die warmes Tageslicht hereinfällt. Welcher Boden befindet sich unter deinen Füßen? Welche Farben haben die Wände? Gibt es Bilder? Mitten im Raum befindet sich ein großer Tisch. Du streifst mit deiner Hand über seine Oberfläche. Vielleicht magst du dir Blumen oder Kerzen auf dem Tisch vorstellen. Es ist ein Ort, an dem sich das Leben abspielt. All die Menschen, die du liebst, sind in diesem Raum. Entscheide du, wer mit dir hier ist. Spürst du die Liebe, die Freude, ein Gefühl von Geborgenheit? Nimm die Atmosphäre in dir auf.

Es klopft an der Tür und die Angst möchte herein. Du spürst, dass sie irgendwie dazugehört, dass du sie nicht ausgrenzen kannst. Sie würde nur immer lauter klopfen. Du weißt: Hin und wieder hat sie dir auch gute Dienste geleistet. Also bittest du sie herein. Doch wohin mit der Angst? Du schaust dich um. Soll sie wirklich mit am großen Tisch sitzen? Dein Blick fällt auf einen Sessel, ganz am Rand des Raums. Der Sessel ist bequem und die Angst hat einen guten Überblick, aber ihr Platz ist gleichzeitig weit genug weg, sodass du sie manchmal gut übersehen kannst. Wenn du magst, kannst du der Angst noch ein paar Blumen auf den kleinen runden Tisch neben dem Sessel stellen oder ihr eine Decke reichen. Die Angst soll es ja nett haben. Nur füttern musst du sie nicht. Ja, sie gehört dazu, sie ist Teil deines Lebensraums, ein Teil von dir, und sicher wird sie dir auch in Zukunft hin und wieder nützlich sein. Aber die meiste Zeit darf sie schlafen und in ihrer Ecke bleiben. Das ist sicher ein guter Kompromiss für euch beide.

9. Woche: Mut machende Affirmationen

Dein Baby hat nun etwa die Größe einer Traube. Alle Organe sind weitestgehend angelegt, die Gehirnentwicklung schreitet rasant voran. Dein kleiner Bauchbewohner fühlt sich pudelwohl und schlägt munter Purzelbäume.

Noch ist das Stresssystem deines Kindes eng mit deinem eigenen verbunden. Erst zum Ende der Schwangerschaft baut ein Baby mehr und mehr sein eigenes System auf, um sich vor äußeren Einflüssen zu schützen. Wenn du Stress oder Angst hast, schüttet dein Körper Hormone wie zum Beispiel Kortisol aus. Diese Hormone gelangen über die Plazenta zu deinem Kind, ohne dass du dies verhindern kannst. Die gute Nachricht: Du selbst kannst dafür sorgen, wie du dich fühlst. Unsere Gedanken beeinflussen unsere Stimmung und unser Wohlbefinden.

Bestandsaufnahme

Was stresst dich aktuell?

____

____

Fällt es dir schwer oder leicht, optimistisch in die Zukunft zu schauen?

____

____

Welche Gedanken beschäftigen dich zurzeit am meisten?

____

____

Viele negative Glaubenssätze stammen aus der Vergangenheit und helfen dir in der aktuellen Situation nicht weiter. Sie nagen an deinem Selbstwertgefühl und rauben dir Kraft. Sie blockieren und bremsen dich aus.

Um neue Glaubenssätze zu verankern, kannst du mit Affirmationen arbeiten, das sind ermutigend formulierte, ichbezogene Sätze, die dir helfen, negative Gedankenmuster aus der Vergangenheit aufzulösen.

Damit du die Affirmation findest, die am besten für dich passt, haben wir die wichtigsten Regeln für Affirmationen zusammengefasst

Regeln für Affirmationen

- **Überlege dir, was du möchtest, was du dir wünscht.** Was ist dein Herzenswunsch?
- **Verfasse deine Affirmation in der Gegenwartsform.** Statt „Ich wünschte, es ginge diesmal alles gut" denke bitte „Ich vertraue meinem Körper" oder „Ich vertraue dem Lauf der Dinge."
- **Formuliere positiv.** Das, worauf du deine Aufmerksamkeit richtest, verstärkst du. Vermeide also Wörter wie „nicht", „kein", „nie" oder „weniger". Wenn du Lust hast, mache ein kurzes Experiment mit uns: Bitte denke jetzt nicht, bitte bloß nicht an einen rosa Elefanten! Vielleicht gelingt es dir zunächst noch, diesen rosa Elefanten hinter eine Tür zu sperren. Doch wenn du ein gutes Vorstellungsvermögen hast, öffnet sich mit hoher Wahrscheinlichkeit gleich die Tür, hinter der der rosa Elefant steht und er wird sichtbar. Möglicherweise hebt er gleich sogar seinen Rüssel nach oben. Da steht er – der Elefant, den du ja eigentlich gar nicht sehen wolltest. Versuche also deine Aufmerksamkeit darauf zu richten, was du willst und nicht darauf, was du nicht willst. Sage dir nicht „Ich möchte nicht, dass es wieder schief geht", sondern besser „Ich heiße mein Kind willkommen".
- **Verwende möglichst kurze Sätze.**

Schreibe deine Affirmation auf eine Karte und gestalte die Karte so, dass sie dir gefällt. Wenn du magst, benutze verschiedene Farben. Du kannst auch darauf malen, was du dir wünschst. Bilder prägen sich leichter ein als Worte.

Trage deine Affirmationskarte immer bei dir oder hänge sie an einen Ort, an dem du sie oft siehst, zum Beispiel an die Innenseite der Haustür oder an den Badezimmerspiegel.

Alles was du nun benötigst, ist ein wenig Ausdauer. Steter Tropfen höhlt den Stein. Es braucht Wiederholungen, um alte Gedankenmuster zu löschen und neue Glaubenssätze zu verinnerlichen. Denke, lese oder sage den auf deiner Affirmationskarte stehenden Satz so oft wie möglich.
Du findest Inspiration für Affirmationskarten auf der Website www.stress-management-school.de unter dem Menüpunkt Downloads.

Tipp
Besonders wirksam sind Affirmationen, wenn du sie in einem sehr entspannten Zustand denkst, also während einer Entspannungsübung (wie Progressiver Muskelrelaxation oder Autogenem Training) oder kurz vor dem Einschlafen. Das liegt daran, dass sich die Gehirnwellenfrequenz in der Entspannung reduziert und sich das Unterbewusstsein dann leichter prägen lässt.

Wir haben einige Beispielaffirmationen für dich zusammengestellt. Wenn es dir schwerfällt, eine eigene Affirmation zu formulieren, findest du hier Affirmationsideen für deine Folgeschwangerschaft.

Affirmationsideen für die Folgeschwangerschaft

Ich freue mich auf dich. ☺

Ich weiß, dass wir bald zusammen sind. ☺

Ich bin offen für ein Wunder. ☺

Ich vertraue meinem Körper. ☺

Ruhe durchströmt mich. ☺

Ich bin ruhig und zuversichtlich. ☺

Ich bin es wert, mich täglich zu feiern. ☺

Ich achte darauf, dass es mir gut geht. ☺

Mein Herzenswunsch zeigt mir den Weg. ☺

Mit jedem Tag komme ich dir ein Stück näher. ☺

Alle Kraft, die ich brauche, trage ich bereits in mir. ☺

Mit jedem Atemzug lasse ich meine Angst los, werde ruhiger. ☺

Heute begegne ich allen Dingen, die ich nicht ändern kann, gelassen und geduldig. ☺

Ich bin Nahrung und Zuhause für mein Kind. ☺

Mein Kind darf bei mir wachsen. ☺

Ich versorge mein Kind mit allem, was es braucht. ☺

Ich gebe meinem Kind Raum. ☺

Mein Körper ist ein Wunder. ☺

Ich biete alles, was mein Kind braucht, um ins Leben zu treten. ☺

Ich heiße mein Kind willkommen. ☺

Ich ändere, was ich ändern kann, und akzeptiere, was ich nicht ändern kann. ☺

Heute suche ich das Glück in den kleinen Dingen. ☺

Ich finde immer neue Gründe, um dankbar zu sein. ☺

Ich erlaube mir eine Pause. ☺

Ich vertraue und folge meiner inneren Stimme. ☺

Ich verändere meinen Fokus. ☺

Ich bin eine gute Mutter. ☺

Ich gebe meinen Gefühlen Raum. ☺

Ich bin achtsam mit mir. ☺

Ich bin dankbar für meine Erfahrungen. ☺

Ich vertraue dem Lauf der Dinge. ☺

Ich werde geliebt. ☺

Die Voraussetzungen sind gut. ☺

Das Leben hält noch viel Glück für mich bereit. ☺

Ich trage das Leben in mir. ☺

Ich darf schwanger sein. ☺

Ich darf glücklich sein. ☺

Ich erlaube mir, glücklich zu sein. ☺

Es darf gut werden. ☺

Ich bin dankbar, dass ich sein darf. ☺

Mein Kind wartet auf mich. ☺

Ich bedanke mich bei meinen Eierstöcken und meiner Gebärmutter für ihre Arbeit. ☺

Ich genieße den Tag. ☺

Ich liebe das Leben und das Leben liebt mich. ☺

Mein Körper macht seine Sache gut. ☺

Ich bin stark. ☺

Ich bin eine tolle Frau. ☺

Ich verzeihe mir. ☺

Ich finde meine Bestimmung. ☺

Ich lasse die Idee los, alles kontrollieren zu können. ☺

Ich bin völlig ruhig und fühle mich wohl. ☺

Nur wenn ich gut für mich selbst sorge, kann ich auch gut für andere sorgen. ☺

Ich erlaube mir Raum für meine Bedürfnisse. ☺

10. Woche: Herzensband

Die ersten Wochen sind geschafft. Bisher wurde dein Baby über den sogenannten Dottersack versorgt, jetzt übernimmt die Plazenta zunehmend die Versorgung deines Babys.

Wusstest du, dass die Nabelschnur bis zum Ende der Schwangerschaft etwa 50 bis 60 Zentimeter lang sein wird? Diese Länge ermöglicht dir, dein Baby gleich nach der Geburt aufzunehmen, und auch erstes Kuscheln oder Stillen ist auf diese Weise möglich.

Manchmal ist eine Nabelschnur auch nur 30 (dann könnte es knapp werden mit dem unmittelbaren Kuscheln) oder ganze 80 Zentimeter lang – auch das gilt noch als normal.

Allgemeine Tipps zum Lesen/Hören von Fantasiereisen findest du im Kapitel „Zum Gebrauch des Buchs"

Herzensband

Setze oder lege dich bequem hin … Nimm dir einen Moment Zeit, um bei dir anzukommen … Atme tief durch die Nase ein und über den Mund wieder aus … ein und aus… Lege nun die Hände auf deinen Bauch und verbinde dich mit deinem Baby im Bauch … Atme nun noch dreimal tief in deinen Bauch, in deine Hände …

Unter deinen Händen befindet sich ein besonderer und geborgener Ort … Tauche vor deinem inneren Auge ein in diese Welt … Siehst du dein Baby? … Es geht ihm gut … Eingekuschelt, geborgen, warm und weich ist es in deine Gebärmutter gehüllt, angenehmes gedämpftes rötliches Licht umgibt es … Erkennst du die Fingerchen, Händchen und Ärmchen deines Babys… sein Gesicht, die kleine Nase und weichen Lippen … Vielleicht lächelt es dich an oder es lutscht gerade am Daumen … Betrachte dein Baby genau und mit aller Ruhe … Nimm dir Zeit alle Einzelheiten genau zu entdecken und erkunden … Wie perfekt diese kleinen Ohren schon anlegt sind. Wandere vom Kopf zu seinen Zehen, du kannst sie durchzählen, wenn du magst …

Da sind auch die Beinchen, die du vielleicht schon gespürt hast, wenn dein Baby Purzelbäume in seiner Unterwasserwelt schlägt oder sich an deiner Bauchdecke abstößt …

Richte deinen Blick nun auf die Nabelschnur. Sie ist spiralförmig gewunden und schimmert rötlich und bläulich. Bei näherem Betrachten kannst du erkennen, wie sie leicht pulsiert. Die Nabelschnur verbindet die Plazenta und dein Baby.

Sie ist wie ein Band zwischen dir und deinem Baby. Über dieses Band versorgst du dein Baby mit allem, was es gerade braucht … Blut, Sauerstoff, Nahrung …

Es gibt jedoch noch ein weiteres Band zwischen euch beiden, ein unsichtbares, aber ebenso wichtiges und kraftvolles Band … Es führt von deinem Herzen, direkt zu seinem Herzen. Anders als die Nabelschnur wird diese Band nach der Geburt nicht gekappt … Zu Beginn ist es noch kurz, mit der Zeit und den Jahren wird es länger und dehnbarer, flexibler … Ganz abreißen wird es wohl nie.

Wenn du magst, dann lass dieses Herzensband doch einmal vor deinem inneren Auge sichtbar werden. Kannst du erkennen aus welchem Material es ist? Wie ist die Oberfläche? … Samtig, glatt, weich oder eher rau? Ist es ähnlich wie die Nabelschnur spiralförmig? Welche Farbe hat euer Band?

Über dieses Band versorgst du dein Baby mit deiner Liebe und deinem Vertrauen.

Du kannst auch die Gefühle sichtbar werden lassen … Stell dir vor, wie du all die Liebe in bunte herzförmige Pakete packst und auf die Reise schickst … Von deinem Herzen über euer Band direkt zum Herzen deines Kindes.

Siehst du das gelbe Herzpaket? Und da, jetzt kommt ein grünes … ein rosa farbiges … ein blaues … eins mit Punkten … Du kannst so viele Herzpakete schicken wie du magst. Und vielleicht kommt bereits das ein oder andere Herzpaket, das dein Baby von seinem Herz zu deinem schickt.

Diese Übung kannst du so oft wiederholen wie du magst und sie funktioniert auch später, wenn dein Kind bereits geboren ist … Dies wird dir auch helfen, wenn erste Trennungen anstehen.

1
1–4
5
6
7
8
9
10
11
12

Auch Väter besitzen dieses unsichtbare Herzensband zu ihren Kindern, sie können diese Übung mitmachen und so ihre Bindung noch einmal mehr stärken.

11. Woche: Die Fünf-Finger-Übung

Die Lunge, die Leber, das Gehirn und der Darm – also die lebensnotwendigen Organe deines Babys – sind jetzt so weit entwickelt, dass sie ihre Aufgaben übernehmen können. Und das Risiko für eine Fehlgeburt ist ab jetzt nur noch sehr gering.

Zwischen der 9. und 12. Woche stehen der erste große Ultraschall und die erste Untersuchung bei der Pränataldiagnostik an, wenn du dies willst. Diese Termine sind sicher sehr emotional für dich und mit Sorgen, Ängsten oder negativen Erinnerungen verknüpft. In dieser Zeit ist es besonders wichtig, sich an Positives in deinem Leben zu erinnern. Diese guten Erinnerungen werden dir auch in sorgenvollen Zeiten helfen, selbst im Gleichgewicht zu bleiben. Die folgende Übung kann dich dabei unterstützen, positive Erinnerungen zu verinnerlichen und jederzeit abzurufen.

Diese Übung kannst du immer dann einsetzen, wenn du dich rasch daran erinnern willst, wie es ist, sich gut zu fühlen.

Die Fünf-Finger-Übung

Berühre mit dem Daumen deiner dominanten Hand die Spitze des Zeigefingers. Erinnere dich an einen Moment, bei dem du das Gefühl hattest, geliebt und versorgt zu werden. Egal ob groß oder klein: Jeder noch so kleine Moment zählt.

Nun berühre mit dem Daumen die Spitze des Mittelfingers. Erinnere dich an einen eigenen Erfolg. Etwas, das du gut gemacht hast. Etwas, das dir gelungen ist.

Nun berührt dein Daumen den Ringfinger. Erinnere dich an etwas, das du für jemand anderes getan hast. Vielleicht hast du dich um jemanden gekümmert oder auf jemanden aufgepasst?

Zuletzt berührt dein Daumen den kleinen Finger. Erinnere dich daran, wer die Menschen sind, auf die du dich verlassen kannst.

Tipp
Hast du schon einmal einen Finger-Akupressur-Ring benutzt? Diesen streifst du nacheinander über jeden Finger und rollst ihn mehrmals hin und her. Das tut gut, beruhigt und fördert die Durchblutung deiner Finger. Einen Finger-Akupressur-Ring bekommst du zum Beispiel in der Apotheke oder in diversen Online-Shops.

Deinem Kind einen Namen geben
Namen haben ihre ganz eigene Energie und Kraft. Es macht einen großen Unterschied, ob wir von einem Embryo, Fötus, oder von unserem Kind sprechen, oder ob dieses kleine Wesen im Bauch der Mutter bereits einen eigenen Namen hat. Auch Spitznamen, Kosenamen, oder ein „Arbeitstitel" zählen. Natürlich weiß jeder, wovon die Rede ist, wenn wir über einen Embryo oder über einen Fötus sprechen, doch es ist eben auch ein sehr allgemeiner und sehr abstrakter Begriff. Er sagt nicht über die Persönlichkeit und Einzigartigkeit deines kleinen Bauchbewohners aus.

Welchen Kosenamen hat dein Kind aktuell?

____

Hier ist Platz für die Sammlung möglicher Namen:

____

____

Bei der Namenssuche sind natürlich beide Elternteile gefragt. Was ist dein persönlicher Favorit bei der Namenswahl?

Sprich schon jetzt dein Kind mit seinem Namen an, wenn ihr das Geschlecht schon kennt und einen Namen ausgesucht habt. Dies wird auch dir dabei helfen, eine tiefere Bindung aufzubauen und macht es realer. Wenn es dir schwerfällt, dein Kind mit seinem Namen anzusprechen, überlege, woran das liegen könnte.

12. Woche: Atme für dich und dein Baby

Dein Baby hat nun etwa die Größe eines Hühnereies. Die 12. Schwangerschaftswoche ist für viele sicher einer der wichtigen Meilensteine: Die ersten drei Monate sind geschafft, die Übelkeit und andere kräftezehrende Begleiterscheinungen der ersten Wochen verschwinden allmählich.
Die Lunge deines kleinen Bauchbewohners ist schon gut angelegt und wird die nächsten Wochen und Monate weiter reifen.

Bis zur Geburt wird dein Kind über die Nabelschnur mit allem versorgt, was es für seine Entwicklung braucht.

Du atmest für dein Baby mit. Wusstest du, dass du jeden Tag etwa 20.000-mal ein- und wieder ausatmest? Mit jeder Atmung nimmst du mindestens einen halben Liter Luft auf, bei tiefer Atmung können es sogar bis zu vier Liter werden. Lebenswichtiger Sauerstoff gelangt auf diese Weise in den Blutkreislauf und damit auch zu deinem Baby. Kohlendioxid, das Abfallprodukt aus dem Stoffwechsel, wird ausgeatmet.

Tiefe Atmung optimiert diese ständige Erneuerung und den Abtransport des schädlichen Kohlendioxids.

Nimm dir mindestens einmal am Tag ganz bewusst ein paar Minuten Zeit für dich, dein Baby und deine Atmung. Lass es zu einem kleinen Ritual werden – einer bewussten Mama-und-Baby-Wohlfühl-Zeit. Die folgende Atemübung kannst du im Liegen, Stehen, Sitzen und sogar beim Gehen durchführen. Du kannst du sie also überall in deinen Tag einbauen, wann immer du magst: morgens vor oder nach dem Zähneputzen, beim Warten auf den Bus, auf dem Weg zum Supermarkt, im Büro oder abends vor dem Einschlafen.

Die Übung wird dir dabei helfen, dich besser zu entspannen und dich und dein Baby gleichzeitig mit einer extra Portion Sauerstoff zu versorgen. Und ganz nebenbei verankerst du auch eine nützliche Atemtechnik für deine Geburtsreise.

Atme für dich und dein Baby

Positioniere dich so, dass zwischen deinem Becken und deinen Schultern möglichst viel Platz entsteht. So haben Zwerchfell, Beckenboden, Bauchmuskeln, Brustkorb und Lunge ausreichend Platz, um sich zu bewegen und zu arbeiten.

Lege eine Hand auf deinen Bauch und verbinde dich gedanklich mit deinem Baby. Atme nun tief durch die Nase ein und langsam durch den Mund wieder aus. Atme etwa doppelt so lange aus wie ein. Das gelingt leichter, wenn du die Lippen leicht aufeinanderlegst. Spürst du, wie sich dein Bauch unter deiner Hand hebt und senkt? Konzentriere dich bewusst darauf, deine Atmung vom Brustkorb bis zum Bauch zu schicken.

Atme mindestens sechsmal tief ein und noch länger aus.

Wenn dir dabei schwindelig wird oder deine Fingerspitzen zu kribbeln beginnen, hast du wahrscheinlich zu schnell eingeatmet (hyperventiliert). Versuche dann, ruhiger zu atmen.

Tiefe und entspannte Atmung tut auch dir gut. Atemübungen können dir helfen, dich zu erden und entspannt durch die Zeit der Folgeschwangerschaft und deinen Alltag zu kommen. Wie wäre es mit gemeinsamen Atemübungen als kleines Ritual vor dem Einschlafen? Wenn du magst, lege deine Hand auf den Bauch deiner Partnerin, während ihr zusammen die Atemübung macht, und stelle dir vor, wie dein Kind sich über die extra Portion Sauerstoff freut. Wie reagiert dein Kind darauf? Wird es aktiver oder entspannt es sich?

2.Trimenon: 13. bis 24. Schwangerschaftswoche

2
13
14
15
16
17
18
19
20
21
22
23
24

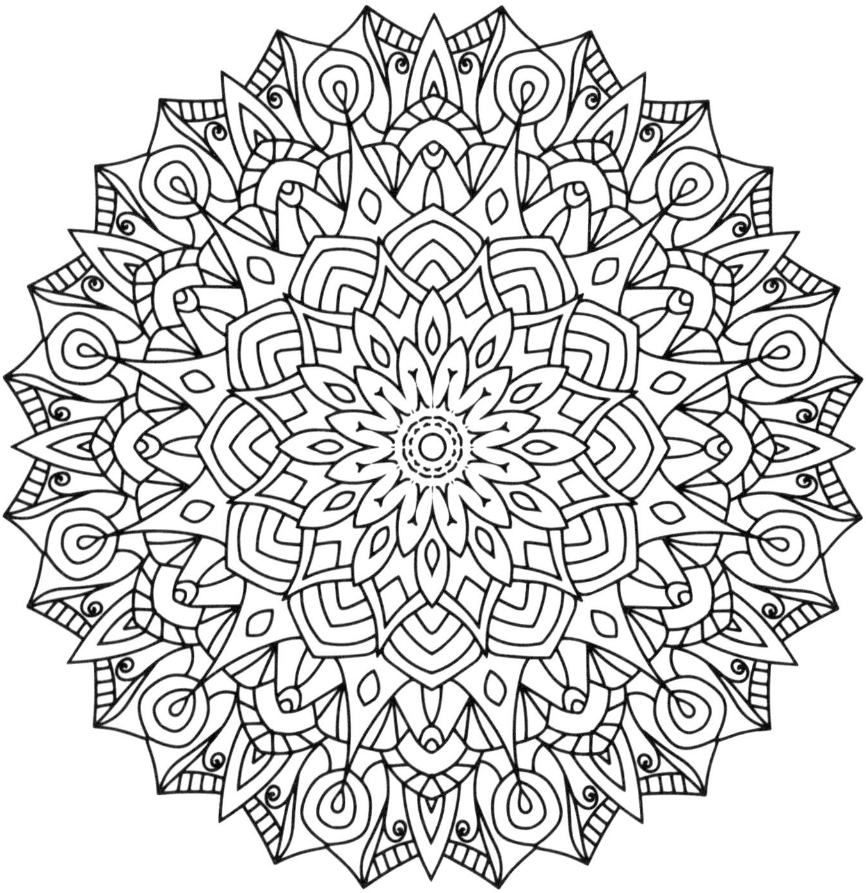

Mandala-Meditation: Malen kann sehr entspannend wirken und deine innere Ruhe fördern. Besonders das Ausmalen von Mandalas ist eine schöne Achtsamkeitsübung: Du fokussierst dich ganz auf dein Bild, stärkst deine Konzentration auf das Hier und Jetzt und das Gedankenkarussell in deinem Kopf wird gestoppt.

13. Woche Pilgergang

Das zweite Schwangerschaftsdrittel beginnt, es wird auch Trimester oder Trimenon genannt. Das Risiko einer Fehlgeburt liegt unter einem Prozent. Dein Baby hat etwa die Größe einer Kiwi.

Die meisten Schwangerschaftsbeschwerden verabschieden sich nun langsam, und doch gibt es auch schwere Momente oder Tage. Dann scheint es, als würden wir nicht vorankommen. Gerade wenn wiederholt negative Gefühle auftauchen.

Aber Lebenswege verlaufen nicht glatt. Es gibt Rückschläge. Und manchmal musst du einen Schritt zurückgehen, um dann kraftvoll zwei Schritte nach vorne gehen zu können. Der Pilgergang ist ein guter Vergleich zum Leben. Trotz eingebauter Rückwärtsbewegungen kommst du voran. Rückwärtsbewegungen sind nicht grundsätzlich schlecht. Oft helfen sie, Dinge anders wahrzunehmen oder etwas zu bemerken, was du nicht gesehen hättest, wenn du nicht einen Schritt zurückgegangen wärst.

Pilgergang

Bei dieser Fortbewegung gehst du langsam zwei Schritte nach vorne und einen Schritt wieder zurück, dann wieder zwei Schritte nach vorne und einen zurück und so weiter.

Diese Übung löst ganz nebenbei gewohnte Automatismen auf und kann damit verbunden werden, beim Rückwärtsschritt achtsam etwas am Wegesrand wahrzunehmen, an dem du sonst einfach vorbeigegangen wärest.

> *„Wenn ich meine Schritte verlangsame, verlangsamt sich alles und ich sehe klarer."*
> Doris Kirch

Diese Übung könnt ihr bei einem Spaziergang auch einmal wunderbar zu zweit machen. Natürlich kannst du sie auch nur für dich selber ausprobieren.

2
13
14
15
16
17
18
19
20
21
22
23
24

14. Woche: Ein außergewöhnlicher Erste-Hilfe-Koffer

Auch wenn die Entwicklung der Augen deines Babys fast abgeschlossen ist, bleiben sie noch bis circa zum 7. Monat geschlossen.

Manchmal taucht die Trauer um dein Sternenkind unerwartet vor deinem inneren Auge auf. Wie ein Vulkan, der in unregelmäßigen Abständen ausbricht. Oft verbunden mit einem Gefühl des Vermissens. Gepaart mit der Sorge um deinen neuen Bauchbewohner, der gerade in deiner Gebärmutter heranwächst. Eben noch war alles okay und nun fühlst du dich aus der Bahn geworfen? Dann brauchst du emotionale Erste Hilfe. Wäre es da nicht wunderbar, einen Koffer voll hilfreicher Seelenmedizin zu haben – ganz frei von unerwünschten Nebenwirkungen?

In so einem Koffer können sich viele praktische Tipps, aber vor allem handfeste Tools befinden, die in jeder Handtasche untergebracht werden können. Manchmal macht es Sinn das ein oder andere Hilfsmittel zwei- oder dreimal anzuschaffen, um sie an verschiedenen Orten zu platzieren und immer griffbereit zu haben.

Packe deinen ganz persönlichen Erste-Hilfe-Koffer. Natürlich findest du nachfolgend einige Tipps, was du dort hineinlegen kannst. Am Ende aber entscheidest du allein, was dir guttut.

- ☐ **Tee** – warmer Tee gibt uns oft ein Gefühl von Geborgenheit und wärmt innerlich. Kräuter können eine entspannende Wirkung haben und tun gut.
- ☐ **Igelball** – Massagen lindern Verspannungen und Blockaden. Einen Igelball kannst du auch zur Selbstmassage deiner Hände und Füße einsetzen, er kostet kaum etwas und sollte bei keiner Schwangerschaft fehlen.
- ☐ **Seifenblasen** – machen gute Laune. Damit möglichst große Seifenblasen entstehen, atme tief durch die Nase ein und sanft über den Mund aus. Das ist übrigens auch eine gute Übung für die Geburtsatmung.

2

13
14
15
16
17
18
19
20
21
22
23
24

- ☐ **Warme Socken** – warme Füße helfen zu entspannen.
- ☐ **Bachblütenbonbons** – findest du in jeder Apotheke und können dich, wie Rescue-Tropfen, ganz natürlich beruhigen.
- ☐ **Musik** – Packe deine Lieblings-CD in deinen Erste-Hilfe-Koffer. Oder erstelle eine Erste-Hilfe-Playlist auf deinem Handy.
- ☐ **Kaugummi** – Das Kauen von Kaugummi hilft dir, deinen Kiefer zu entspannen. Zudem sorgt das vermehrte Schlucken dafür, dass der Entspannungs-Spieler im vegetativen Nervensystem aktiviert wird.
- ☐ **Cool Pack** – kaltes Wasser fordert wie alle markanten Reize von außen deine Aufmerksamkeit. Die Körperchemie verändert sich und hilft dir dabei ruhiger zu werden.
- ☐ **Akupressur-Fingerring** – ein solcher Ring ist nicht teuer und tut gut. (Zu finden sind die Ringe in einigen gut sortieren Apotheken oder in diversen Internetshops)

Was packst du in deinen außergewöhnlichen Erste-Hilfe-Koffer?

____

____

____

Tipp:
Langsam wird es auch Zeit, einen Geburtsvorbereitungskurs zu buchen. So ein Kurs kann dir helfen, dich besser auf die Geburt und den neuen Lebensabschnitt einzustimmen, du lernst neue Menschen kennen und sammelst hilfreiche Informationen.

- Welcher Kurs passt am besten zu dir, zu euch?
- Welche Erwartungen hast du, hab ihr an einen Kurs?
- Möchtet zusammen einen Paar-Kurse machen?

Nicht alle Männer brauchen für sich eine so intensive Vorbereitung und einige Frauen fühlen sich in einer reinen Frauenrunde wohler und trauen sich hier eher, offen ihre Themen anzusprechen. In dem Fall wäre ein Geburtsvorbereitungskurs nur für Frauen eine Option. Vielerorts gibt es auch Kurse, die an ein oder zwei Abenden die Partner dazuladen, ansonsten jedoch nur für Frauen sind. Einige Kliniken, Geburtshäuser, Hebam-

men und Doulas bieten auch Infoabende nur für Väter an. Diese werden meist von Männern geleitet und vermitteln kurz und knapp das wichtigste Wissen. Wenn du bereits Kinder an der Hand hast, könnte auch ein Zweites-Kind-Geburtsvorbereitungskurs etwas für dich sein. Alternativen sind ein Hypno-Birth-Kurs oder Positiv-Birth-Kurs. Hier erlernst du noch mal spezielle Entspannungstechniken für deine Geburtsreise. Auch eine individuelle Geburtsvorbereitung bei einer Hebamme oder Doula ist vielerorts möglich – wird jedoch ohne ärztliche Verschreibung nicht von der gesetzlichen Krankenkasse bezahlt. In manchen Städten gibt es sogar spezielle Geburtsvorbereitungskurse für die Folgeschwangerschaft.
Ein guter Zeitpunkt für einen Geburtsvorbereitungskurs liegt zwischen der 25. und 32. Schwangerschaftswoche, je nach Länge des Kurses. Immer mehr setzen sich sogenannte Crashkurse durch, die an einem Wochenende stattfinden.
Da die Plätze oft begrenzt sind, sollte man sich sehr frühzeitig anmelden.

15. Woche: Gummibärchen-/Schokomeditation

Dein Baby hat nun die Größe eines Apfels. Ein Apfel wiegt jedoch drei bis fünf Mal so viel wie dein Baby in dieser Schwangerschaftswoche. Es kann schon am Daumen lutschen, saugen und trinken und schluckt Fruchtwasser. Damit trainiert es fleißig für die Nahrungsaufnahme außerhalb des Bauches.

2
13 14 **15** 16 17 18 19 20 21 22 23 24

Ist dir schon aufgefallen, dass deine Brustwarzen dunkler geworden sind? Dies geschieht durch die Hormonveränderung in deinem Körper und hilft später deinem Baby, die Brustwarze zu finden. Die Drüsen am Warzenhof produzieren nun eine Art pflegendes Fett, damit die Brust gut für den Stillstart vorbereitet ist. Eine besondere Vorbereitung auf das Stillen braucht deine Brust nicht.

Um das Thema Stillen ranken sich viele Mythen und Halbwahrheiten und manchmal braucht es auch ein wenig Zeit und Geduld, um sich miteinander einzuspielen. Stillen hat viele Vorteile und wie wir inzwischen alle wissen, ist Muttermilch genau die Nahrung, die sich die Natur für ein Menschenkind vorgestellt hat. Stillen ist nicht nur Nahrung, sondern auch Beziehungspflege und in jeder Beziehung braucht es manchmal Geduld. Vor allem sollte es immer beiden Seiten gut gehen.

Um dich auf die gemeinsame Stillzeit einzustimmen und gut vorbereitet zu sein, könntest du dir einen Stillvorbereitungskurs suchen, mit deiner Hebamme über das Thema sprechen und dich nach Stillberaterinnen und Stillgruppen (zum Beispiel AFS oder LLL, Adressen findest du im Anhang) in deiner Nähe umsehen.

Wusstest du schon, dass sich wunderschöne Erinnerungsschmuck-Perlen aus Muttermilch gestalten lassen? Hier für kannst du einen kleinen Teil der Muttermilch an diverse Anbieter (s. Kapitel Netzwerke, Adressen, Links) einschicken oder dich mit etwas Geschick selbst daran versuchen. Hier die Links zu den Rezepten:
bastelfrau.de/schmuckbasteln/muttermilchschmuck-aussergewoehnliche-einzelstuecke
nichtnurmama.de/tipps-fuer-mamas/muttermilchschmuck-selber-machen/
www.du-und-dein-kind.de/2016/11/28/diy-muttermilchschmuck-das-ewige-band-zwischen-mutter-und-kind/

Informiere auch du dich zum Thema Stillen. Wie kannst du dich hier gut einbringen, und wie kannst du deine Partnerin unterstützen? Welche individuelle Papazeit wünschst du dir nach der Geburt für dich und dein Kind?

Die folgende kleine Übung kannst du nicht nur mit Gummibärchen, sondern auch mit Schokolade oder mit etwas anderem, was du gerne magst, durchführen.

Gummibärchen-/Schokomeditation

Suche dir drei Gummibärchen aus und iss diese einmal anders als sonst.

Nimm eines der Gummibärchen zwischen deine Finger und betrachte es ganz genau, so als ob du zum ersten Mal in deinem Leben ein Gummibärchen sehen würdest. Nimm die Farbe wahr. Die Form. Wie fühlt es sich an? Weich oder hart?

Rieche dann an dem Gummibärchen. Atme seinen Duft ein.

Führe dann langsam und bewusst diese Gummibärchen zu deinem Mund, um es zu essen. Spüre, wie du den Mund öffnest, wie du das Gummibärchen zwischen die Lippen und dann in den Mund nimmst.

Lasse dir Zeit. Bevor du beginnst zu kauen, nimm den Geschmack wahr. Wonach schmeckt dieses Gummibärchen?

Kaue nun langsam und schlucke das Gummibärchen erst herunter, wenn du es ganz zerkaut hast.

Wenn du geschluckt hast, verfolge den Weg des Gummibärchens in deinen Bauch hinein.

Bevor du das nächste Gummibärchen nimmst, spüre einen Moment nach.

Wie fühlst du dich jetzt?

2
13
14
15
16
17
18
19
20
21
22
23
24

Fühle dich um ein Gummibärchen schwerer.

Wenn du möchtest, kannst du nun nacheinander das zweite und dann das dritte Gummibärchen nehmen und es genauso essen wie das erste.

Zu dieser Meditation gibt es natürlich auch „gesündere" Varianten.

In ihrer Süßigkeitenvariante macht die Übung jedoch besonders viel Spaß und schult das achtsame Essen, auch das achtsame und genussvollere Essen von Süßigkeiten. Wenn du dich achtsamer ernährst, kannst du die Nährstoffbedürfnisse deines Körpers und deines Kindes besser wahrnehmen. Langsameres Essen ist hektischem Essen vorzuziehen, auch weil du so das natürliche Sättigungsgefühl leichter spürst.

Wenn du magst, kannst du dir die Übung für das Kindergartenalter deines Kindes merken, selbst wenn es in der 15. Schwangerschaftswoche noch nichts von Gummibärchen weiß. Dein Kind wird diese Übung später lieben und sich anschließend nicht mehr eine Handvoll Gummibärchen nach der anderen in den Mund stopfen.

16. Woche: Tu deinen Füßen etwas Gutes

Dein Baby ist jetzt sehr aktiv, es bewegt Arme und Beine und schlägt möglicherweise auch Purzelbäume. Vielleicht stößt es sich ja auch mal mit den Füßen an der Gebärmutterwand ab?

Deine Füße leisten jeden Tag viel und tragen dich überall hin. Und mit jeder Schwangerschaftswoche leisten sie noch mehr. Johannes Christian Hentschel von der Uni Münster hat in einer klinischen Studie festgestellt, dass bei den meisten Frauen in der Schwangerschaft die Füße an Länge, Breite und Volumen zunehmen. Hauptgründe hierfür sind sicherlich die vermehrte Wassereinlagerung und das Hormon Progesteron, dessen Aufgabe es ist, die Elastizität der wachsenden Gebärmutter zu erhöhen. Leider geht jedoch auch die Spannkraft der anderen Gewebestrukturen verloren, sodass diese sich lockern.

Kümmere dich diese Woche doch einmal ganz bewusst um deine Füße und gönne dir zum Beispiel eine Pediküre, eine Fußmassage oder ein Fußbad.

Die Übung kann dir dabei helfen, Verspannungen zu lösen, Faszien zu lockern und Stress abzubauen: eine kleine Auszeit und Streicheleinheiten für Körper und Seele. Für die Übung brauchst du einen Igelball. Alternativ kannst du einen Golfball oder Tennisball verwenden.
Die Übung lässt sich bequem in deinen Alltag einbauen und funktioniert super allein.

Do-it-yourself-Massage

Rolle mit deiner kompletten Fußsohle über den Ball und dann mit den Innen- und Außenkanten deines Fußes.

Variiere dabei den Druck so, dass es sich für dich angenehm anfühlt. Wenn du magst, kannst du auch die Waden einmal mit dem Igelball massieren.

Auch unter der Geburt kann so eine Fußmassage sehr wohltuend sein und dir dabei helfen, dich zu entspannen.

2
13
14
15
16
17
18
19
20
21
22
23
24

Deine Partnerin wird dir sicher für eine abendliche Fußmassage sehr dankbar sein. Sollte Massage nicht so dein Ding sein, wäre dies eine gute Gelegenheit, zu üben. Vielleicht gönnt ihr euch aber auch gemeinsam einen Besuch in einer Massagepraxis und nehmt eine kleine Auszeit vom Alltag.

2
13
14
15
16
17
18
19
20
21
22
23
24

17. Woche: Dein Mut-mach-Stein

Dein Baby ist nun etwa so groß wie eine Birne.

Bei einem Marathon gibt es die sogenannte Blue Line. Sie dient den Läufern zur Orientierung und markiert den kürzesten und effektivsten Weg zwischen Start- und Ziellinie.

So eine Art Blue Line gibt es auch auf deinem Bauch, eher gesagt ist diese wundersame Linie hier braunschwarz und nennt sich Linea nigra. Deinem Baby zeigt sie nach der Geburt den kürzesten Weg zur Nahrungsquelle (deiner Brust).

Normalerweise ist die senkrechte Bindegewebsnaht in der Mitte deines Bauches nicht sichtbar. Die dunkle Verfärbung entsteht durch den hohen Östrogenspiegel in deinem Körper und die damit verbundene verstärkte Produktion des Farbstoffs Melanin. Dies führt wiederum dazu, dass die Hautpigmentierung (an Brustwarzen, Bauch und im Intimbereich) verstärkt wird.

Was aber, wenn uns auf unserem Lebensweg solche hilfreichen Linien fehlen und unsere Ziele im Dunkeln verborgen zu liegen scheinen?

Dann braucht es eine extra Portion Vertrauen und Mut, um einen Fuß vor den anderen zu setzen und schließlich das Ziel zu erreichen. Die folgende Übung kannst du immer dann nutzen, wenn dich ein Gefühl von Unsicherheit oder Mutlosigkeit heimsucht, wenn Angst übermächtig wird oder du dir etwas nicht zutraust.

Allgemeine Tipps zum Lesen/Hören von Fantasiereisen findest du im Kapitel „Zum Gebrauch des Buchs"

Dein Mut-mach-Stein

Stell dir vor, du stehst vor einem langen Tunnel.

Es scheint der einzige Weg zu sein, der weiterführt.

Vielleicht zögerst du, hineinzugehen. Du weißt nicht, was dich erwartet. Du weißt nicht, was hinter dem Tunnel ist.

Am Eingang des Tunnels hängt ein kleiner Beutel mit einem Stein. Dieser Stein ist ein Mut-mach-Stein. Nimm ihn in die Hand.

2
13
14
15
16
17
18
19
20
21
22
23
24

Wie mutig bist du?

Vertraust du dem Weg?

Spüre mit jedem Atemzug, wie du mutiger wirst und sich vielleicht vorhandene Ängste oder Unsicherheiten auflösen. Halte den Stein fest in deiner Hand.

Wenn du bereit bist, dann betrete den Tunnel. Wenn nicht, dann bleibe vor dem Tunnel und suche dir dort einen schönen Platz.

Der Tunnel ist sicher. Deine Augen gewöhnen sich schnell an die Dunkelheit. Und du kannst mehr sehen als erwartet.

Gehe weiter und vertraue darauf, dass der Weg durch den Tunnel dich weiterführt.

Noch kannst du das andere Ende nicht sehen.

Der Tunnel macht eine Biegung. Hinter der Biegung erscheint jetzt ein Licht am Ende des Tunnels.

Gehe darauf zu. Das Licht wird größer und größer und führt dich zum Ende des Tunnels.

Nun trittst du aus dem Tunnel.

Schau nach vorn.

Was siehst du?

Dein Weg liegt vor dir. Ein schöner Weg. Es hat sich gelohnt, durch den Tunnel gegangen zu sein. Du fühlst dich besser, reifer, gestärkter als zuvor.

Gestalte deinen eigenen Mut-mach-Stein. Suche dir auf einem Spaziergang einen nicht allzu schweren Stein und bemale ihn. Wenn du magst, kannst du auch das Wort MUT auf den Stein schreiben. Du kannst den Stein dann bei der oben beschriebenen Übung tatsächlich in die Hand nehmen. Oder du trägst deinen Mut-mach-Stein immer bei dir und tastest nach ihm, wenn Angstgefühle übermächtig werden.

Auch werdende Väter haben Ängste, selbst, wenn sie das nicht gerne zugeben. Natürlich mögen Frauen starke Männer. Aber auch starke Männer dürfen Gefühle wie Ängste zeigen. Was hilft dir, wenn du Angst hast oder dich mutlos fühlst?

18. Woche: Seifenblasen

Die Lungen bilden sich besser aus, aber noch sind sie zusammengefallen und nicht im Einsatz. Sie entfalten sich erst mit der Geburt. Aktuell findet die Sauerstoffversorgung deines Babys über die Nabelschnur statt. Diese wird nun fester und stabiler und somit im Ultraschall besser sichtbar.

Atmung ist jedoch so viel mehr als nur die reine Versorgung mit Sauerstoff. Atmung ist ein wunderbares Werkzeug zur Stressreduktion und Entspannung. Deine Atmung kann dir beim Lösen von Ängsten und Blockaden helfen. Und Atmung kann sogar schön anzusehen sein, zum Beispiel wenn du gleich unsere nächste Übung ausprobierst.

Seifenblasenübung

Wahrscheinlich ist es schon eine Weile her, dass du zuletzt Seifenblasen gemacht hast. Dabei ist man nie zu alt für diesen zauberhaften Spaß.

Besorge dir bei deinem nächsten Einkauf ein Fläschchen oder stell dir eine Mischung her und los geht's: Um besonders viele oder eine besonders große Seifenblase zu erzeugen, ist ein wenig Achtsamkeit und Feingefühl gefragt: Atme tief durch die Nase ein und sanft und lang über den Mund aus. Diese Atemweise kommt dir und deinem kleinen Bauchbewohner zugute und wer weiß, vielleicht schaut von irgendwo ja auch dein Sternenkind zu und freut sich über die schönen Seifenblasen, die hoch in den Himmel steigen und vom Wind fortgetragen werden, bis sie mit einem leisen Plopp zerplatzen.

Die Seifenblasenübung hilft dir, dich achtsam auf deine Atmung zu konzentrieren, dich zu entspannen und schult gleichzeitig eine gute Geburtsatmung. Auch wenn in den meisten Kreißsälen aufgrund der Ausrutschgefahr keine Seifenblasen erlaubt sind, wirst du beim Atmen mit ein bisschen Übung die Bilder der Seifenblasen ganz leicht abrufen können.

19. Woche: Das innere Lächeln

Dein Baby hat nun die Größe einer Mango erreicht. Bald (zwischen der 19. und 22. Schwangerschaftswoche) steht der nächste Ultraschalltermin an. Dein Baby kann nun schon ganz viel und trainiert auch fleißig die Mimik.

Vielleicht kannst du dein Baby beim Ultraschall beobachten, wie es die Muskeln in seinem Gesicht bewegt und dir ein Lächeln schenkt.

Wäre es nicht schön, schon jetzt gemeinsam zu lächeln?

Passend zu der Entwicklung deines Kindes hat auch unsere nächste Übung mit einem Lächeln zu tun. Und ein Lächeln tut immer gut – zu jedem Zeitpunkt deiner Folgeschwangerschaft.

Allgemeine Tipps zum Lesen/Hören von Fantasiereisen findest du im Kapitel „Zum Gebrauch des Buchs"

Das innere Lächeln

Sitze oder liege so bequem wie möglich.

Deine Augen sind mühelos geschlossen.

Nimm wahr, wie dein Atem langsam ein- und ausströmt.

Dein Bauch wölbt sich beim Einatmen ein wenig nach außen und senkt sich beim Ausatmen wieder.

Mit jedem Ausatmen lässt du mehr Spannung los, auch alles, was dich gerade bedrückt oder was dir lästig ist.

Du entspannst deine Stirn. Sie fühlt sich glatt und weich an.

Auch der Bereich zwischen den Augenbrauen ist gelöst.

Dir kommt etwas Schönes in den Sinn. Etwas, das dir Spaß gemacht hat. Etwas, bei dem du Freude empfunden hast. Oder einfach etwas, das du magst, vielleicht auch die Erinnerung an eine schöne Landschaft.

Bleibe bei dem ersten Bild, das dir in den Sinn kommt, und schau genau hin.

Du merkst, wie diese Erinnerung ein Lächeln auf dein Gesicht zaubert. Deine Mundwinkel ziehen sich nach oben.

Das Lächeln auf deinem Gesicht breitet sich aus. Vielleicht kannst du fühlen, dass dein ganzer Körper irgendwie mitlächelt. Auch dein Herz.

Alles, was dich bedrückt, wird von diesem Lächeln geschmolzen.

Vielleicht kannst du dir vorstellen, dass das Lächeln wie ein angenehmes warmes Licht in jeder Zelle deines Körpers ankommt.

Du spürst Wohlbefinden.

Und du fühlst dich gestärkt.

Spüre dem Lächeln noch ein wenig nach.

Bleibe noch wenig beim Ein und Aus deines Atems.

…

Mache dich nun bereit, deine Augen wieder zu öffnen, ganz langsam und allmählich.

Öffne deine Augen und reibe deine Handflächen. Und du bist wieder hellwach.

Lachen ist gesund

Jeder kennt diesen Satz. Die Wissenschaft hat sich erst sehr spät mit den Wirkungen des Lachens auseinandergesetzt. Die Gelotologie (Wissenschaft vom Lachen) beschäftigt sich seit Mitte des 20. Jahrhunderts mit den psychischen und körperlichen Auswirkungen des Lachens:

- Lachen vermindert Stress und seine Folgen (durch erhöhte Ausschüttung von Norepinephrin und Dopamin).
- Lachen regt die Produktion von T-Lymphozoten und Immunglobulinen an. Auf diese Weise wird das Immunsystem gestärkt.
- Beim Lachen erhöht sich die Sauerstoffaufnahme.
- Lachen regt den Verdauungstrakt an (Massage des Verdauungstraktes über das Zwerchfell).

20. Woche: Regenschirm-Schutzübung

Halbzeit! Nun ist die Hälfte bereits geschafft … was für ein fetter Meilenstein!

Wenn es der Mama gut geht, geht es auch dem Baby gut. In diesem Satz verbirgt sich sicher viel Wahrheit. Deshalb ist Selbstfürsorge so immens wichtig.

Bei jedem Flug bekommen wir zu Beginn vom Bordpersonal eine Sicherheitseinweisung. Hier lernen wir, dass wir uns im Ernstfall erst selbst eine Sauerstoffmaske aufsetzen und danach unseren Mitreisenden helfen. Die Gründe hierfür erschließen sich schnell: Wenn du am Boden liegst, wirst du auch für niemanden mehr eine Hilfe sein können.

Was aber, wenn es uns mal nicht gut geht, egal wie sehr wir uns bemüht und wie gut wir bereits versucht haben, für uns selbst zu sorgen?

Vielleicht machst du dir manchmal Sorgen darüber oder hast sogar ein schlechtes Gewissen bei dem Gedanken daran, wie es deinem kleinen Bauchbewohner geht, wenn es dir nicht gut geht, dich Ängste zu überrollen drohen oder das Gefühl von Trauer stärker wird.

Ein Teil deines Stresses gelangt mit dem Stresshormon Cortisol über die Plazenta zu deinem Baby. Ein gewisses Maß an Gefühlsschwankungen können Babys ganz gut bewältigen. Wut, Trauer, Zweifel und Angst gehören genauso zum Leben wie Liebe, Freude, Glück und Leichtigkeit. All diese Gefühle haben ihre Berechtigung und dürfen Raum haben und werden sich auch nach der Geburt im Alltag einer Familie nicht vermeiden lassen. Bei wem ist es schon jeden Tag rosarot? Wichtig ist, dass wir unseren Kindern gute Vorbilder im Umgang mit unseren Emotionen und unserer Selbstfürsorge sind. Dies kannst du bereits in der Schwangerschaft üben.

Erkläre deinem Bauchbewohner, warum es dir gerade nicht so gut geht. Erzähle ihm von seinem Himmelgeschwisterchen und sage ihm, dass die Ängste und die Trauer nichts mit ihm zu tun haben, du das alles manchmal nur schwer trennen kannst. Du dich aber immer mehr darin übst.

Diese Zwiegespräche stärken ganz nebenbei die Bindung zu deinem Bauchbewohner und helfen dir gleichzeitig, Klarheit über deine Emotionen zu gewinnen.

Hinterfrage deine Gefühle: Ist diese Angst oder Sorge gerade ein altes Gefühl oder betrifft sie die aktuelle Situation?

Erkläre deinem Baby, dass du es liebst, ihm vertraust und dich auf seine Geburt freust. Dass alle negativen Emotionen gar nichts mit ihm zu tun haben und du dich darum kümmern wirst, während dein Baby die Zeit im Bauch genießen soll und wachsen darf.

Diese Schutzübung kann dir zudem helfen, dein Baby im Bauch vor zu vielen negativen Emotionen zu schützen.

2
13 14 15 16 17 18 19 **20** 21 22 23 24

Regenschirm-Schutzübung

Stell dich gerade hin, deine Füße stehen etwa hüftbreit auseinander (du kannst hier vorab die Igelball-Übung aus der 16. Schwangerschaftswoche machen).

Wenn du magst, schließe deine Augen oder suche dir einen Punkt, auf den du dich fokussieren kannst.

Atme tief durch die Nase ein, ganz tief in deinen Bauch und zu deinem Baby.

Atme über den Mund ganz sanft wieder aus.

Wiederhole dies einige Male, bist du das Gefühl hast, mit deiner Aufmerksamkeit bei dir zu sein.

Nun stell dir vor, dein Zwerchfell würde sich in eine Art Regenschirm verwandeln. Alle negativen Gefühle perlen wie Regentropfen einfach ab.

Die warmen Gefühle und Sonnenstrahlen können jedoch zu deinem Baby durchdringen.

21. Woche: Kraftquelle

Auch Väter können jetzt häufig bereits Bewegungen des Babys spüren, wenn sie ihre Hand auf den Bauch legen – vorausgesetzt, es schläft gerade nicht. Und das tut es ziemlich oft: etwa 20 Stunden am Tag.

Während dein Baby weiter wächst, kann es sein, dass bei dir durch die hormonelle Veränderung neue körperliche Beschwerden auftreten. Vor allem, wenn die letzte Schwangerschaft noch nicht so lange zurückliegt und der Körper nur wenig Zeit zur Regeneration hatte. Die Schwangerschaftshormone weichen die Muskulatur auf und machen sie elastisch. Für die Geburt ist das hilfreich und wichtig, doch im Alltag kann dies zu Beschwerden führen wie Rückenschmerzen, Beckenbodenschwäche, Sodbrennen oder Hämorriden.

Um diesen körperlichen Beschwerden entgegenzuwirken und für die Geburt fit zu sein, ist ein Fitnesskurs für Schwangere empfehlenswert (spezielle Yoga-, Pilates- und Wassergymnastik-Kurse eignen sich besonders gut).

Stärkung der Beine

Die Geburt ist Körperarbeit. Dafür brauchst es Kraft und Energie. Besonders die Beinmuskulatur und der Beckenboden werden unter der Geburt gefordert.

Hier eine einfache, aber vor allem effektive Übung: Wandsitzen

Hierzu stellst du dich mit dem Rücken an die Wand, die Füße stehen etwa schulterbreit auseinander. Nun gehst du langsam in die Knie, bis deine Ober- und Unterschenkel einen rechten Winkel bilden. So als würdest du bequem auf einem imaginären Hocker sitzen. Entspann deine Schultern. Atme ruhig weiter und halte diese Position zu Beginn 30 Sekunden lang. Später steigerst du die Übung auf zwei Minuten. Die Atmung hilft auch hier. Atme tief durch die Nase ein und lang über den Mund aus … atme ein und aus … Konzentriere dich auf deine Atmung und nicht auf das Brennen in deinen Oberschenkeln.

Auch dein Beckenboden arbeitet hierbei effektiv mit (mehr Infos und Übungen für den Beckenboden, s. S. 91, 119, 123, 178, 181).

Suche dir Kraftquellen zur innerlichen und äußerlichen Stärkung.

Achte auch auf deine eigenen Kraftquellen. Nimm dir bewusst Zeit für Dinge, die dir guttun. Womit gelingt es dir am besten, deine Akkus aufzuladen? Mache dir bewusst: Nur wer gut für sich selbst sorgt, kann gut für andere sorgen.
Natürlich bist du auch hier wieder herzlich eingeladen, deine Partnerin durch die nächste Übung zu führen oder sie selbst mitzumachen.

Allgemeine Tipps zum Lesen/Hören von Fantasiereisen findest du im Kapitel „Zum Gebrauch des Buchs"

Die Kraftquelle

Setze oder lege dich bequem hin und schließe die Augen.
Stell dir vor, dass du vor einer Felswand stehst. Sie scheint unüberwindbar.

Du suchst mit deinen Augen den Felsen ab und entdeckst eine kleine, klare Quelle, die etwas versteckt hinter einem Vorsprung liegt. Du siehst das reine Wasser in der Sonne funkeln und hörst das leise Plätschern in der Stille der Natur.

Das Quellwasser fließt in ein Becken. Das Wasser ist so klar, dass du bis auf den Grund des Beckens sehen kannst. Du spürst, dass dies ein besonderer Ort ist, wo alles klarer ist, reiner, wesentlicher. Ein Ort, an dem das Leben sich wohlfühlt.

Wenn du magst, kannst du von dem Wasser trinken. Du spürst, wie seine wohltuende Kraft dich durchdringt.

Stell dir vor, dass diese Kraft nun zwischen deinen Körperzellen und durch jede Faser hindurchfließt.

Stell dir vor, dass die Kraft des Wassers auch durch deine unzähligen verschiedenen Stimmungen und Gefühle und durch deinen Geist fließen kann.

Spüre, wie die Kraft des Quellwassers alles Überflüssige, alles Belastende wegspült, was du im Laufe jeden Tages ansammelst.

Spüre, wie die Kraft des Wassers zu deiner Kraft wird.

Vielleicht kannst du dir sogar vorstellen, dass du selbst diese Quelle bist. Eine Quelle, die selbst Kraft schenken kann. Deinem in dir wachsenden Kind Kraft schenken kann.

Deine Kraft steht deinem Kind immer zur Verfügung.

Du betrachtest noch einmal die steile Felswand und entdeckst einen schmalen Pfad, den du zuvor übersehen hast. Du fühlst dich nun stark genug, um hinaufzusteigen. Du weißt, dass du es schaffen kannst. Du weißt, dass sich dir dort oben eine neue Perspektive zeigt, ein neuer Blickwinkel. Und du freust dich auf das, was dich dort erwartet.

Diese Übung ist auch für Väter gut geeignet.

Mit-mach-Übung: Finde deine Kraftquellen

Finde deine ganz persönlichen Kraftquellen. Wer oder was gibt dir Kraft? Wenn du magst, kannst du versuchen, zu jedem Buchstaben im Alphabet eine Kraftquelle zu finden: deine Fähigkeiten, Menschen, die an deiner Seite sind, oder Hobbys, die du magst, deine Fähigkeiten, die du erworben hast.

A ________________________________

B ________________________________

C ________________________________

D ________________________________

E ______________________________

F ______________________________

G ______________________________

H ______________________________

I ______________________________

J ______________________________

K ______________________________

L ______________________________

M ______________________________

N ______________________________

O ______________________________

P ______________________________

Q ______________________________

R ______________________________

S ______________________________

T ______________________________

U ______________________________

V ______________________________

W ______________________________

X ______________________________

Y ______________________________

Z ______________________________

22. Woche: Glücksmomente fangen

Das kleine Wesen in deinem Bauch ist nun schon eine Miniatur dessen, wie es später auf die Welt kommen wird. Dein Bauch ist die Sporthalle für dein Baby, in der es Turnübungen aller Art absolviert. Und das besonders dann, wenn du dich hinlegst und ausruhst. Denn dann entspannt sich die Bauchdecke. Die Organe drücken weniger auf die Gebärmutter. Und dein Baby hat mehr Platz für Tobezeiten.

Um die 22. Schwangerschaftswoche herum gibt es meist noch einen Meilenstein: Die nächste Untersuchung mit Ultraschall steht an. Sicher ist es immer ein besonderer Glücksmoment, wenn du siehst, wie gut es deinem Baby geht.

Der Platz in der Gebärmutter wird enger und es kann sein, dass du hin und wieder leichtes Ziehen im unteren Bauchraum wahrnimmst. Wenn du einen besonders aktiven kleinen Bauchbewohner hast, reagiert die Gebärmutter gelegentlich auf die Tritte und Boxhiebe. Bist du dir unsicher, zögere nicht, deinen Arzt, deine Ärztin oder deine Hebamme um einen Termin zu bitten. Manchmal muss man sich immer wieder bestätigen lassen, dass alles in Ordnung ist. Man muss verstehen, was man gerade spürt und was im Körper geschieht, um es einordnen zu können.

Wenn du geklärt hast, dass deine Beschwerden kein gefürchtetes Warnsignal sind, dann nutze sie als Chance. Übe dich darin, deinen Atem bewusst in die schmerzende Stelle zu lenken. Das tut nicht nur gut, sondern so verankern sich die Atemübungen nach und nach immer mehr und es wird dir unter der Geburt leichtfallen, sie abzurufen und mit ihnen zu arbeiten.

Genauso wichtig wie die achtsame Wahrnehmung deines Körpers ist das bewusste Entdecken von Glücksmomenten. Selbst an miesen Tagen gibt es schöne Momente, die darauf warten, entdeckt zu werden.

2
13 14 15 16 17 18 19 20 21 **22** 23 24

2
13
14
15
16
17
18
19
20
21
22
23
24

Das Glückstagebuch

Nimmt dir diese Woche jeden Abend etwa fünf Minuten Zeit und notiere mindestens ein schönes Erlebnis oder einen Glücksmoment. Vielleicht werden es sogar zwei oder drei. Das muss nichts Großes sein, auch kleine Momente zählen. Du kannst dir auch ein kleines Buch anschaffen. In dieses Glückstagebuch kannst du jederzeit hineinschauen, wenn es dir mal nicht so gut geht.

Tag 1 ____________ ____________ ____________

Tag 2 ____________ ____________ ____________

Tag 3 ____________ ____________ ____________

Tag 4 ____________ ____________ ____________

Tag 5 ____________ ____________ ____________

Tag 6 ____________ ____________ ____________

Tag 7 ____________ ____________ ____________

Immer, wenn du etwas Schönes erlebst oder dich wohlfühlst, kannst du einen kleinen Stein in ein Säckchen oder in eine Tasche legen. Du könntest die Steinchen auch mit zum Friedhof nehmen oder in deiner Erinnerungsecke ablegen. So schaffst du gleichzeitig eine Verbindung zu deinem Himmelskind. Mit der Zeit füllt sich deine Sammlung an Steinen, die Summe deiner Glücksmomente wird sichtbar. Vielleicht bist du selbst überrascht, wie viele Steine da zusammenkommen.

Wie wäre es, wenn deine Partnerin und du euch gegenseitig vor dem Einschlafen von den schönen Momenten eures Tages erzählt?

23. Woche: Vertrauen stärken

Dein Baby hat nun etwa die Größe einer Banane oder einer Aubergine und wiegt in etwa so viel wie eine Salatgurke. In der 23. Schwangerschaftswoche hört ein Baby die Stimmen seiner Eltern nicht nur, es beginnt auch, sie sich einzuprägen.

2
13
14
15
16
17
18
19
20
21
22
23
24

Probiere doch einmal die folgende Übung zusammen mit deiner Partnerin aus. Sie stärkt euer gegenseitiges Vertrauen. Das wird euer Baby spüren, wenn es auf die Welt kommt. Es braucht euch beide. Ihr werdet in den ersten Jahren die wichtigsten Vertrauenspersonen eures Kindes sein.

Vertrauenswanderung

Geht an einen schönen Ort – vielleicht auf einen Barfußpfad, einen ruhigen Waldweg oder nehmt euch eine kleine Auszeit am Meer. Wo immer ihr seid: Bitte deine Partnerin, ihre Augen zu schließen. Gib ihr deine Hand und führe sie einige Minuten. An einigen Stellen kannst du ihr etwas in die Hand geben. Oder lass sie an etwas riechen. Wenn sie mag, kann sie raten, was es ist. Du kannst sie auch bitten, an einer Stelle nur für einen (im wahrsten Sinne des Wortes) kleinen Augenblick die Augen zu öffnen und diesen Moment wie einen Fotoschnappschuss wahrzunehmen. Danach könnt ihr die Rollen wechseln und deine Partnerin führt dich.

Da euer Baby ab jetzt eure Stimmen erkennt, könnt ihr euch Zeit nehmen, eurem Baby vorzulesen oder vorzusingen. Erzählt ihm doch gemeinsam von seiner Sternenschwester oder seinem Sternenbruder und natürlich auch davon, wie sehr ihr euch schon jetzt auf die gemeinsame Zeit nach der Geburt freut.

Nach der Geburt ist für ein Baby alles ganz fremd. Es ist ein bisschen wie Auswandern in ein völlig fremdes und unbekanntes Land: Man kennt die

Sprache nicht, das Essen schmeckt anders, das Klima ist ungewohnt, die Orientierung fällt schwer. So viele neue Eindrücke strömen auf euer Baby ein, das ist sicher ein spannendes Abenteuer, aber auch anstrengend und beängstigend. Wäre es da nicht wunderbar und hilfreich, etwas Vertrautes zu entdecken und zu hören? Eure vertrauten Stimmen werden eurem Baby Orientierung geben und können es beruhigen, wenn es sich aufmacht, die unbekannte Welt nach der Geburt zu entdecken.

> Erinnerst du dich noch an dein liebstes Kinderbuch? Vielleicht magst du es für dein Kind besorgen und ihm daraus schon jetzt vorlesen.

24. Woche: Balance finden

Dein Baby beginnt nun, seine Augen zu öffnen. Auch die Knochen sind so stark, dass es sich im Bauch aufrichten und sitzen kann: Der Gleichgewichtssinn entwickelt sich und dein Baby übt sich in Balance.

Auch für dich ist es wichtig, immer wieder in deine Balance zurückzufinden, sowohl körperlich als auch emotional.

Körperliche Balance

Durch die wachsende Gebärmutter und das zusätzliche Gewicht deines Babys und der Plazenta verändert sich dein Körpergefühl. Der wachsende Bauch zieht nach vorne. Beckenboden und Muskelkorsett verlieren hormonbedingt an Spannkraft. Das kann nicht nur Rückenschmerzen und Haltungsprobleme verursachen, sondern auch die körperliche Balance beeinträchtigen.

Melde dich daher – nach Absprache mit deiner Gynäkologin, deinem Gynäkologen oder deiner Hebamme – bei einem Fitnesskurs für Schwangere, Schwangerschaftsgymnastik, Yoga für Schwangere oder zur Wassergymnastik an, um ein positives und ausbalanciertes Körpergefühl zu bekommen.

Der Beckenboden trägt all unsere Organe und hilft, uns aufzurichten sowie Stabilität und Gleichgewicht zu halten. Eine Schwangerschaft und später auch die Geburt können den Beckenboden herausfordern und aus der Balance bringen. Ein sanftes Beckenbodentraining kann dein Wohlbefinden auch in der Schwangerschaft unterstützen und ist zudem eine gute Vorbereitung auf die Geburt. Besprich mit deiner Ärztin, deinem Arzt oder deiner Hebamme, welche Übungen für dich geeignet sind. Schau dich rechtzeitig nach einem geeigneten Rückbildungskurs um. Effektiver sind meist Angebote ohne Babys und ganz nebenbei kommen so auch die Väter in den Genuss, ihr Kind einmal ganz für sich alleine zu haben.

Emotionale Balance

Emotionale Balance zu halten hilft dir, den Wellen der Trauer und den Stürmen des Alltags standzuhalten und nicht daran zu zerbrechen.

Wann immer die Trauer um dein Sternenkind überhandnimmt, kannst du bewusst für einen Ausgleich sorgen, um wieder ins Gleichgewicht zu kommen – wie dir das Bild hier zeigt.

Mit der Trauer in Balance

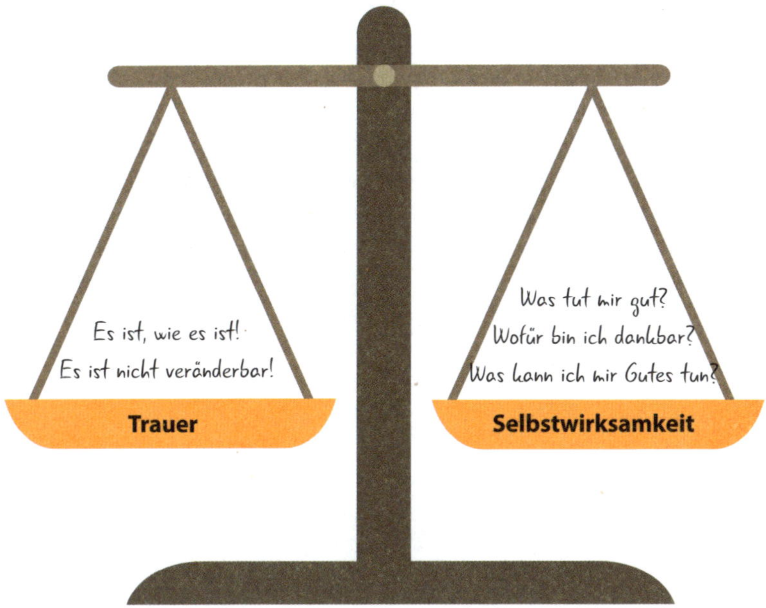

Es darf mir gutgehen!

3.Trimenon:
25. Schwangerschaftswoche bis zur Geburt

25. Woche: Apfelbaumübung

Dein Baby wäre zwar schon überlebensfähig, aber es fühlt sich nach wie vor wohl in deinem Bauch und wird die nächsten Wochen nutzen, um sich für die Geburt herauszuputzen und sich noch ein gutes Stück weiterzuentwickeln, damit es gut gerüstet ist für die Zeit nach der Geburt.

Dein Baby möchte zwar noch einige Wochen in deiner geborgenen Bauchwohnung bleiben, um seine volle Geburtsreife zu erreichen. Dennoch rückt der Geburtstermin Woche für Woche näher. Wenn du keine Geburtshaus- oder Hausgeburt geplant hast, wird es langsam Zeit, sich nach einer passenden Geburtsklinik umzusehen. Soll es dasselbe Krankenhaus wie beim letzten Mal sein, wo man deine Geschichte kennt, oder ganz bewusst ein anderes Krankenhaus, ganz frei von Erinnerungen. Was wäre dir spontan wichtig, wenn du an die Geburt und die Wahl deines Geburtsortes denkst?

____

____

____

In unserem Kapitel „Gut vorbereitet auf die Geburt" findest du eine beispielhafte Wunschliste für die Geburt und viele Informationen zur Wahl des Geburtsorts.

Nimm dir ein wenig Zeit, dich auf das Thema einzulassen und dich damit auseinanderzusetzen. Tausche dich mit deinem Partner aus. Schaffe eine entspannte Atmosphäre. Vielleicht bei gemütlichem Kerzenlicht und einem leckeren Tee.

Die meisten Kliniken bieten ab der 30. Woche die Möglichkeit eines Geburtsplanungsgespräches.

Werde dir vor einem Geburtsplanungsgespräch in einer Klinik über deine Wünsche und Bedürfnisse bewusst und lege den Termin so, dass auch dein Partner dich begleiten kann. Vier Ohren hören mehr als zwei und sicher hat dein Partner ganz eigene Themen und Fragen, die ihn beschäftigen.

Sollte es dir schwerfallen, das Thema anzugehen, nutze die Zeit und suche dir Unterstützung (Partner, Freunde, Hebamme, Doula, ÄrztIn, PsychotherapeutIn). Gerade, wenn wir den Drang haben, einem Thema auszuweichen, lohnt es sich, genau hinzusehen, was sich dahinter versteckt. Noch hast du Zeit, Blockaden aufzuspüren und aufzulösen, damit sie dir unter der Geburt nicht im Wege stehen.

Fühle dich herzlich eingeladen, die Übung selbst auszuprobieren. Welche Themen beschäftigen dich, wenn du an die Geburtsreise deines Kindes denkst? Was könnte dich triggern, wenn du an die bereits gelebten Erfahrungen zurückdenkst? Schau auch du dir die Themen der Geburtskarten/Wunschliste an. Wo brauchst du für dich selbst noch mehr Informationen oder Wissen? Begleite deine Partnerin zu den Infoveranstaltungen in der Klinik oder im Geburtshaus. Auch bei einem Geburtsplanungsgespräch solltest du nicht fehlen. Zwei Paar Ohren hören mehr als eins. Stelle deine eigenen Fragen.

Eine Schwangerschaft ähnelt ein wenig dem Reifen eines Apfels an einem Apfelbaum. Der Apfel braucht Zeit, um zu reifen, und der Apfelbaum Nährstoffe und Pflege. Genauso ist es mit unseren Wünschen.

Apfelbaumübung

Denke einen Moment lang an einen Apfelbaum. Ein gesunder Apfelbaum kann Hunderte von Äpfeln tragen.

Du musst mit einem kleinen Kern anfangen, um diesen Baum mit all seinen Früchten zu bekommen. Dieser Kern sieht nicht wie ein Apfelbaum aus. Er schmeckt nicht wie ein Apfel. Du würdest nicht einmal glauben, dass aus ihm ein Apfelbaum wird, wenn du es nicht wüsstest.

Doch wenn du ihn in fruchtbare Erde pflanzt, ihn bewässerst und von der Sonne bescheinen lässt, beginnt er zu wachsen. Der erste winzige Trieb erscheint. Wenn du die Pflanze weiterhin gießt, beginnt sie, Knospen zu bilden und zu blühen. Und wenn du ein wenig Geduld hast, kannst du bald einen reifen Apfel ernten.

So ist es auch mit dir selber, deinem Baby und deinen Wünschen für die Geburt. Alles beginnt mit einem Kern oder Samenkorn. Und Stück für Stück wächst daraus ein starker Baum. Fest verwurzelt und den Stürmen des Lebens trotzend.

26. Woche: Sanfte Pinselstriche

Dein Baby ist jetzt um die 30 Zentimeter groß und wiegt circa 800 Gramm.

Hast du dich schon einmal dabei ertappt, wie du ganz versonnen deinen Bauch streichelst? Ganz intuitiv machen dies alle Mütter. Sie verbinden sich mit ihrem Kind, zeigen ihm, dass sie da sind und es liebhaben. Dein kleiner Bauchbewohner nimmt diese Streicheleinheiten immer deutlicher wahr und sie tun ihm gut. Manchmal kannst du vielleicht sogar richtig spüren, wie dein kleiner Schatz sich ganz genießerisch in deine Hand kuschelt.

Nimm dir doch mal ganz bewusst eine Babykuschelzeit.

Eine Pinselmassage für deinen Bauch

Besorge dir ein bis zwei weiche breite Pinsel (besonders weich und angenehm sind Rougepinsel). Wenn es sich gut für dich anfühlt, dann streiche mit den Pinseln über deinen Bauch:

- Zunächst vertikal vom Oberbauch zum Unterbauch. Anschließend setzt du wieder am Oberbauch an. Die Bewegung gleicht ein wenig dem Schaufelrad eines Raddampfers. Wie oft du das machst, entscheidest du.
- Dann kannst du ausgehend von deinem Bauchnabel mehrmals zur Seite streichen, der eine Pinsel streicht nach links und der andere nach rechts.
- Vielleicht magst du es auch, wenn du mit deinen Pinseln einen Halbmond auf deinen Unterbauch zeichnest. Auf beiden Seiten befindet sich jeweils ein Pinsel. Beide Pinsel bewegen sich nun in einer halbmondförmigen Bewegung nach unten, begegnen sich und befinden sich anschließend dort, wo eben der andere Pinsel war. Diesen Halbmond kannst du mehrmals hintereinander malen.
- Mache mit deinen Pinseln einen Bauchspaziergang und tupfe sie abwechselnd auf deine Bauchdecke.
- Du kannst dir auch eigene Pinselbewegungen ausdenken, die sich für dich gut anfühlen.

- Male Buchstaben auf deinen Bauch. Besonders schön ist die Abfolge ILD – die Anfangsbuchstaben des Satzes „Ich liebe dich".

Wie wäre es, deinen Bauch einmal tatsächlich mit abwaschbarer Farbe zu bemalen? Oder ein Henna-Tattoo machen zu lassen (der rotgelbe Farbstoff stammt aus den Blättern des Hennastrauches)? Verbunden mit einem kleinen Fotoshooting wird dies nicht nur eine tolle Wellness- und Entspannungseinheit, sondern auch eine unvergessliche Erinnerung werden.

Die Pinselmassage klappt zwar alleine, aber wenn jemand anders die Pinsel führt, ist das Gefühl meist angenehmer. Mit der Pinselmassage kannst du deiner Partnerin und deinem Kind etwas Gutes tun, selbst wenn du kein geübter Masseur bist. Beobachte hierbei die Reaktion deines Kindes genau.
Alternativ zur Pinselmassage kannst du den Bauch deiner Partnerin (und natürlich auch Arme, Beine und Rücken) mit deinen Händen verwöhnen, am besten mit einem guten Massageöl. Das Öl pflegt gleichzeitig die in Anspruch genommene Haut des ständig wachsenden Bauches.
Nach der Geburt kannst du deinem Kind mit einem Babymassagekurs etwas besonders Gutes tun – allerdings erst, wenn es mindestens drei, besser vier oder fünf Monate alt ist.

3
25
26
27
28
29
30
31
32
33
34
35
36
37
38
39
40
41/42

27. Woche: Achtsames Händeeincremen

Diese Woche gibt es gleich zwei Meilensteine: Dein Baby öffnet seine Augen und es hat jetzt eine fast 95-prozentige Chance zu überleben – und mit jedem Tag, der vergeht, werden seine Chancen besser. Noch hat dein kleiner Bauchbewohner Spielraum für Purzelbäume. Er entdeckt seinen eigenen Körper, in der Schwerelosigkeit des Fruchtwassers fällt es ihm leicht, mit seinen Händen zu spielen.
Nach der Geburt wird es einige Wochen dauern, bis du dein Kind dabei beobachten kannst, wie es seine Händchen wiederentdeckt: Mit etwa vier Monaten beginnt die Hand-Mund-Koordination; bis es seine Hände gezielt einsetzen kann, dauert es dann immer noch ein paar Wochen.

Der Fokus deiner Aufmerksamkeit liegt in diesen Wochen vielleicht auf deinem Bauch. Du solltest jedoch die anderen Teile deines Körpers nicht vernachlässigen. Dein ganzer Körper arbeitet für dich. So wie dein Baby gerade seine Hände entdeckt, möchten wir dich einladen, in dieser Woche ebenfalls deinen Händen Aufmerksamkeit zu schenken und ihnen für ihre Arbeit auf eine besondere Art zu danken.

Achtsames Händeeincremen

Trage einen haselnussgroßen Klecks Handcreme auf deinen Handrücken auf. Verteile nun die Creme auf dem Handrücken über die gesamte Fläche. Massiere die Creme sorgfältig ein, auch in die Fingerzwischenräume.

Verteile die Creme und massiere dabei liebevoll jeden einzelnen Finger.

Nun kannst du deine Handinnenflächen mitversorgen. Reibe die Hände sanft an- und ineinander. Spüre deine Hände! Beschreibe mit deinem Daumen in der Handinnenfläche zuerst einen kleinen Kreis und lasse ihn dann größer werden. Spüre, wie deine Hände die Creme ganz in sich aufnehmen. Achte darauf, dass du auch deine Fingerkuppen, -nägel und das Nagelbett mitversorgst. Lass dir Zeit dafür und genieße diese kleine Massage. Deine Hände werden dir es danken!

Nimm ganz bewusst wahr, wie sich nun deine Hände anfühlen.

Betrachte deine Finger und die Linien deiner Hände.

In keiner anderen Handfläche laufen die Linien ebenso.

Niemand hat den gleichen Fingerabdruck.

Du bist einzigartig, wie nur du bist, mit deinen Fingern, deinen Linien und deinen Händen.

Du kannst deine Hände bewegen, sie öffnen und schließen, du kannst fühlen, tasten und spüren.

Du kannst Menschen berühren und umarmen.

Deine Hände können im Miteinander Liebe und Fürsorge spürbar werden lassen.

Deine Hände sind deine Werkzeuge.

Fühle deine Hände ganz bewusst.

Fühle, wie nun Wärme entstanden ist. Wärme entsteht auch bei der Berührung anderer oder wenn wir selbst berührt werden. Beim Willkommensgruß oder der Verabschiedung. Hände erzählen viel, empfangen viel, geben viel.

Sie erinnern dich an Berührungen, die dein Herz erreicht haben.

Deine Hände sind unendlich wertvoll, sie können so viel.

Danke deinen Händen.

Akupressur ist eine alternative und sehr alte Heilmethode der chinesischen Medizin. Durch Druck bestimmter Akupressurpunkte sollen die Selbstheilungskräfte des Körpers aktiviert und Störungen im Energiefluss gelöst werden. Anders als die Nadelakupunktur, kann die Akupressur von jedem selbst angewendet werden. So kann sich eine Handmassage, die du deiner Partnerin gibst, positiv auf den ganzen Körper auswirken und ihr Wohlgefühl steigern. Durch eine Massage werden zudem Endorphine (Glückshormone) ausgeschüttet, davon profitieren Mutter und Kind. Auch unter der Geburt kann eine Handmassage helfen, Schmerzen zu lindern und sich zu entspannen.

3
25
26
27
28
29
30
31
32
33
34
35
36
37
38
39
40
41/42

28. Woche: Schlaf gut

Dein Baby beginnt zu träumen.

So wie der Bauchumfang und das Baby wachsen, nehmen parallel die erholsamen Nächte ab. Durchschlafen entwickelt sich nach und nach zu einer Herausforderung.

Vielleicht möchte die Natur Mütter so schon auf die neuen Schlafbedingungen mit Baby vorbereiten. Auf jeden Fall ist es eine Chance, die eigene Schlafhygiene genauer unter die Lupe zu nehmen und das eine oder andere zu optimieren, wovon auch dein Baby später profitieren kann:

- Ein Stillkissen ist nicht nur fürs Stillen und zur Lagerung des Kindes nützlich. Es kann dir helfen, bequemer zu liegen, und ist bereits in der Schwangerschaft eine gute und sinnvolle Anschaffung.
- Mit kalten Füßen schläft sich nicht gut. Achte auch später bei deinem Baby darauf, wie sich seine Füße anfühlen. Gerade in den ersten Wochen kühlen die Händchen und Füßchen noch schnell aus.
- Hand- oder Fußmassagen können helfen zu entspannen und leichter in den Schlaf zu gleiten – ein schönes Ritual für die Väter.
- Düfte (welche helfen, findest du im Kapitel „29. Woche: Entspannende Duftöle") und Vollbäder tun gut und können angenehm schläfrig machen.
- Achte auf leicht verdauliche Speisen am Abend.
- Sorge für ausreichend frische Luft im Schlafzimmer und angenehme Schlaftemperaturen (16–18 C°).
- Verbanne die Uhr aus dem Schlafzimmer und setzte dich nicht unter Druck. Schlaf lässt sich nicht erzwingen und setzt Entspannung und Müdigkeit voraus.
- Auch Spaziergänge an der frischen Luft (selbst bei bewölktem Himmel) machen dich tagsüber fit und abends schläfrig.
- Unser Körper kann Melatonin (ein wichtiges Schlafhormon) nur ausschütten, wenn es dunkel genug ist. Achte also auf ausreichend Dunkelheit im Schlafzimmer.
- Vermeide wenn irgendwie möglich Elektrosmog (Handy, Funkwecker, WLAN-Router ...) im Schlafzimmer. Dies kann dein Baby auch später beim Schlafen stören.

3
25
26
27
28
29
30
31
32
33
34
35
36
37
38
39
40
41/42

- Sollte das mit dem Schlafen mal gar nicht klappen, steh auf und lies etwas (wenn dein Baby erst mal da ist, wirst du vielleicht kaum Zeit zum Lesen haben), irgendwann kommt die Müdigkeit von allein zurück.
- Schlafe immer dann, wenn sich eine Gelegenheit dazu bietet, und lege auch am Tag immer wieder Ruhepausen ein. Auch nach der Geburt wirst du zunächst einen neuen Schlaf-Wach-Rhythmus haben.

Wenn du magst, findest du hier eine bewährte Einschlafübung, die du auch nutzen kannst, wenn dich beim Einschlafen Geräusche oder negative Empfindungen stören.

Diese Übung dient dazu, sich an Geräusche oder negative Empfindungen zu gewöhnen und sie dann Schritt für Schritt auszublenden, um sich schließlich nur noch auf den eigenen Atem zu konzentrieren.

Einschlafübung zum Ausblenden und zur Gewöhnung an störende Geräusche

Wenn es beim Einschlafen Geräusche gibt, die dich stören oder über die du dich ärgerst, dann lausche einfach eine Weile bewusst in deine Umgebung.

Was hörst du?

Wie viele verschiedene Geräusche kannst du unterscheiden? Vielleicht hörst du das Ticken einer Uhr, vielleicht das Auto an der Straßenkreuzung unter dem Fenster, die laute Unterhaltung der Nachbarn, das Schnarchen des Partners, das Brummen des Kühlschranks.

Merke dir all diese Geräusche und umschreibe sie jeweils mit einem Wort (zum Beispiel Uhr, Auto, Nachbarn, Schnarchen).

Konzentriere dich zunächst auf deine Atmung und erweitere dann deine Konzentration Stück für Stück auf die verschiedenen Geräusche, die du eben wahrgenommen hast und die vielleicht immer noch hörbar sind.

Atme jetzt bewusst zehnmal ein – und aus.

3 25 26 27 **28** 29 30 31 32 33 34 35 36 37 38 39 40 41/42

Ein – und aus. In deinem eigenen Rhythmus.

Nimm jetzt ein Geräusch hinzu und denke das damit verbundene Wort nach jedem Ein- und Ausatmen.

Ein – aus – das Geräusch (zum Beispiel die Uhr).

Wiederhole etwa zehnmal: ein – aus – das erste Geräusch.

Nimm dann – wenn vorhanden – ein zweites Geräusch mit in deine Aufmerksamkeit (zum Beispiel das Auto).

Ein – aus – das erste Geräusch (Uhr) – das zweite Geräusch (das Auto).

Wiederhole zehnmal: ein – aus – das erste Geräusch (Uhr) – das zweite Geräusch (Auto).

Auf diese Weise kannst du – falls vorhanden – auch die weiteren Geräusche nach und nach hinzunehmen und jeweils zehnmal wiederholen: ein – aus – das erste Geräusch – das zweite Geräusch – das dritte Geräusch.

Und so weiter.

Wenn du alle Geräusche eingebunden hast, beginne nun, jeweils ein Geräusch aus deiner Aufzählung wieder herauszunehmen. Bei drei Geräuschen:

- Wiederhole zehnmal: ein – aus – das erste Geräusch (Uhr) – das zweite Geräusch (Auto).
- Wiederhole etwa zehnmal: ein – aus – das erste Geräusch.
- Wiederhole beliebig oft: ein – aus. Deine Konzentration liegt jetzt nur noch auf deinem Atem.

Diese Übung kannst du nicht nur bei lästigen Geräuschen, sondern auch bei anderen störenden Empfindungen einsetzen, zum Beispiel bei kalten Füßen.

Allgemeine Tipps zum Lesen/Hören von Fantasiereisen findest du im Kapitel „Zum Gebrauch des Buchs“

Entspannende Farbfantasiereise

Für ein Einschlafritual zusammen mit deinem Baby

Du liegst ganz entspannt, bequem und sicher. Schließe deine Augen. Beobachte, wie die Luft beim Einatmen durch deine Nase langsam in dich hineinströmt.

Beim Ausatmen spürst du, wie die Luft genauso langsam wieder herausströmt.

Fühle in dich hinein und spüre, wie dein Herz schlägt.

Fühle jetzt bewusst, wie sich beim Ein- und Ausatmen der Brustkorb und die Bauchdecke heben und senken. Atme tief in deinen Bauch hinein. Versuche, dir nun hier die Farbe Violett vorzustellen. Stell dir vor, dass violettes Licht durch den Scheitel deines Kopfes in deinen Körper fließt und sich bis hinunter zu deinen Füßen ausbreitet. Dein Brustkorb … deine Arme und Hände … deine Schultern … dein Nacken … dein Bauch … dein Becken … dein Gesäß … deine Füße: Alles ist mit der Farbe Violett ausgefüllt.

Die violette Farbe nimmt nun alle belastenden Gedanken, Sorgen, Schmerzen und Verspannungen mit, bevor sie in deiner Vorstellung wieder aus deinen Füßen herausfließt.

Stelle dir nun die Farbe Silberweiß vor. Lasse in deiner Vorstellung entspannendes silberweißes Licht durch deinen Scheitel in deinen Körper fließen. So, wie du es eben mit der violetten Farbe gemacht hast, kannst du das jetzt auch mit der silberweißen Farbe machen. Fülle deine Gliedmaßen und Organe und deinen ganzen Körper mit dieser Farbe auf. Bade dich ganz und gar im silberweißen Licht. Behalte dieses silberweiße Licht in deiner Vorstellung in deinem Körper. Fühle, wie dich das silberweiße Licht mehr und mehr entspannt.

Wenn du magst, kannst du deine Hände auf deinen Bauch legen und deine Aufmerksamkeit auf dein Kind richten. Verbinde dich in Gedanken mit deinem Kind. Sieh wie es geborgen und gut versorgt in deinem Bauch liegt und ebenfalls in diesem wohltuenden Silberweiß badet. Bleibe verbunden mit deinem Kind und schenke ihm ein Lächeln, während du immer mehr entspannst. Auch dein Baby entspannt sich, während du ruhig atmest und es mit Sauerstoff versorgst. Stell dir vor, dass dein Baby zurücklächelt. Wünsche deinem Baby eine gute Nacht und auch dein Baby kann dir in deiner Vorstellung eine gute und erholsame Nacht wünschen ...

3
25
26
27
28
29
30
31
32
33
34
35
36
37
38
39
40
41/42

29. Woche: Entspannende Duftöle

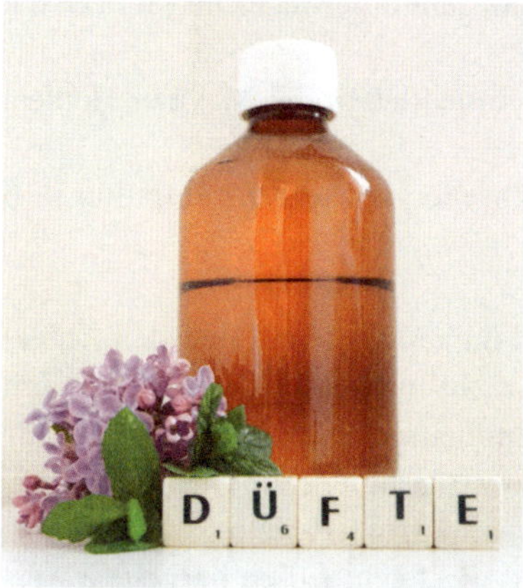

Dein Baby wiegt jetzt etwa so viel wie ein Liter Milch. Nun funktionieren auch bereits die Nervenbahnen, die später für das Riechen notwendig sein werden.

Bei der Geburt deines Babys ist sein Geruchssinn bereits stark entwickelt und dieser hilft ihm, sich zu orientieren. Nach ein paar Stunden Haut-auf-Haut-Kuschelkontakt wird dein Baby sich bereits eingeprägt haben, wie Mama und Papa riechen, und euch unter allen anderen herausschnuppern können. Umgekehrt gilt das Gleiche. Nichts riecht besser als das eigene Kind. Man könnte förmlich süchtig danach werden, an seinem Köpfchen zu schnuppern. Sich gut riechen können ist ein wichtiger Teil des Bonding-Prozesses. Viel Kuscheln und ausgiebig Beschnuppern stärkt die Bindung. Auch unter Geschwisterkindern.

Verzichte in den ersten Wochen nach der Geburt möglichst auf Parfüm und verwende duftneutrale Cremes und Deos, um die Nase deines Kindes nicht zu überfordern und es vor möglichen Allergien zu schützen.

Der Geruchssinn ist eng verbunden mit Emotionen und Erinnerungen. Unser Riechhirn befindet sich im limbischen System, also dem Teil des Gehirns, der für die Verarbeitung von Emotionen verantwortlich ist. Auf diese Weise können Düfte bestimmte Körperfunktionen und unsere Psyche unmittelbar beeinflussen. Wenn uns ein angenehmer Duft in die Nase steigt, atmen wir automatisch tiefer. Sauerstoff durchströmt unseren Körper, Muskeln werden gelockert und wir entspannen. Oft sind es auch Düfte aus unserer Kindheit, die wir mit Geborgenheit und Sicherheit verbinden.

Weltweit existieren mehr als 300 verschiedene ätherische Öle. Jedes Öl hat eine andere Wirkung.

Düfte zur Entspannung sind Lavendel, Rose, Kiefernadel, Majoran, Hopfen, Melisse, Jasmin oder Vanille.

Düfte zur Aktivierung, für neue Lebensenergie und Konzentration sind Zitrone, Orange und Minze.

Achte bitte darauf, welches ätherische Öl du kaufst, denn unter den Anbietern gibt es schwarze Schafe, deren Öle nicht nur nach bereits kurzer Zeit ihren Duft verlieren, sondern auch gesundheitsgefährdend sind. Vermeide Schadstoffe und entscheide dich für hochwertige ätherische Öle.

Gute Öle erkennst du daran, dass sie aus kontrolliert biologischem Anbau stammen, zu 100 Prozent rein sind – also nicht synthetisch hergestellt werden. Bestelle entweder direkt beim Hersteller oder beziehe die ätherischen Öle in einer Apotheke, im Bioladen oder einem Reformhaus.

Wie du Düfte einsetzen kannst:

Wende ätherische Öle nur äußerlich an! Immer mehr Aromatologen raten von der inneren Anwendung ätherischer Öle ab, da dies zu gesundheitlichen Problemen führen kann.

Im Folgenden haben wir dir ein paar Ideen zur äußerlichen Anwendung ätherischer Öle zusammengestellt.

Dufttaschentuch: Tropfe einfach drei bis vier Tropfen deines ätherischen Öls auf ein Taschentuch und schnuppere von Zeit zu Zeit daran.

Duftgläschen: Besorge dir ein kleines, leeres Marmeladen- oder Honiggläschen und einen ganz gewöhnlichen Haushaltsschwamm. Zerschneide den Haushaltsschwamm in kleine Stücke und fülle damit dein Gläschen. Tröpfele anschließend noch vier bis acht Tropfen Öl in dein Glas. Verschließe es mit einem Deckel und lass es mindestens eine Nacht stehen. Öffne dein Gläschen immer dann, wenn du entspannen möchtest oder neue Kraft brauchst.

Duftlampe/Aromadiffuser: Gib drei bis zehn Tropfen eines konzentrationsfördernden Öles in eine Duftlampe oder in einem Aromadiffuser. Die Dosierung ist abhängig von der Raumgröße.

3
25
26
27
28
29
30
31
32
33
34
35
36
37
38
39
40
41/42

30. Woche: Erinnerungsblumen pflanzen

Laut einer Studie der Universität in Maastricht verfügen Babys im Mutterleib bereits in der 30. Schwangerschaftswoche über ein Kurzzeitgedächtnis. Sie können Ereignisse zehn Minuten lang speichern. Ab der 34. Woche bleibt die Erinnerung etwa vier Wochen gespeichert.

Während dein Baby lernt, Erinnerungen und Ereignisse zu speichern, reichen deine Erinnerungen weiter zurück. Es tut gut, wenn du deinen Fokus ganz bewusst auf besonders wertvolle und liebevolle Erinnerungen legst.

Male auf zwei DIN-A4-Blätter jeweils eine Blume mit fünf großen Blütenblättern und ein bis zwei Blättern am Stiel und einen Blumentopf. Das ist dann eine Blume für dein verstorbenes Kind und eine für dein in der 30. Schwangerschaftswoche lebendes Kind.

Schreibe auf die Blütenblätter der einen Blume fünf schöne und wertvolle Erinnerungen an dein Sternenkind.
Dann schreibe auf die Blütenblätter der anderen Blume fünf Glücksmomente oder Meilensteine deiner aktuellen Schwangerschaft.

Du kannst die Blüten an einer gut sichtbaren Stelle aufhängen, damit es dir leichter fällt, dich auch an schweren Tagen an positive Momente zu erinnern.

3
25
26
27
28
29
30
31
32
33
34
35
36
37
38
39
40
41/42

31. Woche: Deine Atmung als Anker nutzen

In der 31. Schwangerschaftswoche hat dein Baby zwar schon viel geschafft, aber auch noch ein enormes Wachstumspensum vor sich: Es legt pro Woche etwa einen Zentimeter zu. Die Lungenreife deines Babys kommt allmählich zum Abschluss.

Die Gebärmutter füllt nun fast deinen gesamten Bauchraum aus. Für deine Organe, insbesondere deine Lunge und Blase, wird es nun eng. Auch das Zwerchfell wird in seiner Arbeit beeinträchtigt. Da kann das Atmen schon mal schwerfallen. Vielleicht fühlst du dich teilweise kurzatmig. Die gute Nachricht ist, dass sich die Atmung sehr gut trainieren lässt. Tägliche Atemübungen können nicht nur dein derzeitiges Wohlgefühl steigern, sie sind auch eine gute Investition in die Geburtsreise, auch bei einem geplanten Kaiserschnitt, um dein Baby während der Geburt gut mit Sauerstoff zu versorgen.

Zum Ende der Schwangerschaft, wenn dein Kind tiefer ins Becken rutscht, verlagert sich der Druck und deine Atmung fließt wieder leichter.

Die (richtige) Atmung für dich und dein Baby unter der Geburt

> *„Geburt ist wie ein Vulkan, der ausbricht, der verborgene Kräfte zum Fließen bringt und fest geglaubte Grenzen sprengt."*
> Unbekannt

Manchmal wird Geburt mit einem Marathon verglichen. Wahrscheinlich kannst du dir gut vorstellen, wie wichtig es ist, genug Sauerstoff zu bekommen, um einen Marathon zu schaffen. Auch bei der Geburt spielt die Atmung eine entscheidende Rolle, denn du und dein Baby, ihr braucht eine gute Portion Sauerstoff, um ans Ziel zu kommen:

- Eine gute Atmung hilft dir und deinem Baby, ruhig zu bleiben.
- Verspannungen und Schmerzen nehmen ab und die Gebärmutter kann effektiv arbeiten.
- Dein Baby wird gut versorgt, sodass seine Körpersysteme stabil arbeiten können und es die Geburt gut bewältigen kann.
- Der Atem hilft dir dabei, dich für das Baby zu öffnen und es sanft hinunterzuschieben oder auch herauszuatmen.

Es gibt verschiedene Atemtechniken, die du lernen kannst (vielleicht kennst du bereits einige aus einem Yoga- oder Pilateskurs oder von anderen Entspannungstechniken?). Je häufiger du übst, umso mehr wird die Atemübung unter der Geburt helfen. Das Wichtigste jedoch ist: Du solltest so ruhig, tief und gleichmäßig atmen, wie es dir möglich ist.

Angst kann unsere Atmung verändern: Dann wird sie oberflächlicher und schneller. Eine solche Atmung kann zum Hyperventilieren führen, das heißt, die Lunge kann nicht genug Sauerstoff für dich und dein Baby aufnehmen und dir wird möglicherweise schwindelig. Dein Mund fühlt sich taub an und deine Hände beginnen zu kribbeln. Das führt zu Stress bei dir und deinem Baby, die Geburt wird schwerer und eure Kräfte schwinden schneller.

Allgemeine Tipps zum Lesen/Hören von Fantasiereisen findest du im Kapitel „Zum Gebrauch des Buchs"

Atemtipps, die dein Kind während der Geburt optimal mit Sauerstoff versorgen und die Geburt erleichtern können:

- Wenn du magst, schließe die Augen und konzentriere dich ganz auf dich, dein Baby und deine Atmung.
- Versuche, rhythmisch zu bleiben in DEINER Atmung.
- Nimm möglichst Positionen ein, in denen dein Atem frei fließen kann. Dein Kinn ist frei.
- Atme zu deinem Kind so, als würdest du einen Luftballon aufpusten. Dafür brauchst du eine tiefe Einatmung und eine lange Ausatmung. Atme lange und viel aus (doppelt so lang wie das Einatmen).
- Summe oder töne, wenn du magst. A-E-I-O-U helfen dir dabei, deine Muskeln zu lockern.
- Aaaaahhhh und Ooooohhhh können dein Surfbrett sein, das dich über die Wellen trägt. Oder dein Anker in stürmischer See.
- Atme durch die Nase ein und über den Mund wieder aus. Spüre, wie sich die Entspannung von deinem Mund, über deine Schultern,

in deinen ganzen Körper ausbreitet. Ein weicher Mund führt auch zu einem weicheren Muttermund.

- Stell dir vor, wie du mit jedem Ausatmen dein Baby sanft Stück für Stück nach unten schiebst.
- Atme in den Druck hinein.
- Denke beim Einatmen „Lass" und beim Ausatmen „loooossss".
- Stelle dir beim Ausatmen vor, dass du eine große Seifenblase formen möchtest (die Seifenblasenübung findest du in unserem Buch in der 18. Schwangerschaftswoche).
- Zählübung: Einatmen 1-2-3-4 … Luft anhalten 1-2-3-4-5-6-7 … Ausatmen 1-2-3-4-5-6-7-8. Du kannst für dich selbst zählen oder deinen Partner bitten, für dich laut vorzuzählen. Probiere aus, was dir mehr liegt und was dir dabei hilft, in deinen ganz eigenen Rhythmus zu kommen.
- Bei vorzeitigem Pressdrang: Gehe in einen Vierfüßlerstand, dein Po ist dabei nach oben gestreckt und dein Kopf abgelegt. Atme in vier Schüben stoßweise aus und atme dann wieder ein.

Atemübungen gegen Stress und Angst

Atemübung zur Erdung

Atme in deiner Vorstellung durch deinen linken Fuß ein und durch deinen rechten Fuß wieder aus … ein und aus … Wechsel nach etwa einer Minute und atme durch den rechten Fuß ein und durch den linken Fuß wieder aus.

Wechselnasenatmung

Die Wechselatmung stammt aus dem Yoga. Es geht darum, seinen Atem bewusst zu kontrollieren und zu steuern. Gleichzeitig kann diese Atemtechnik dir dabei helfen, dich zu fokussieren, zu konzentrieren und zu entspannen.

Verschließe mit deinem Daumen und Ringfinger abwechselnd das linke und rechte Nasenloch: Links öffnen und über das linke Nasenloch einatmen … rechts öffnen und über das rechte Nasenloch ausatmen … rechts wieder einatmen … links öffnen und über das linke Nasenloch ausatmen. Atme immer durch das Nasenloch wieder ein, durch das du gerade ausgeatmet hast.

Atmung wahrnehmen

Setze dich bequem hin … Dein Oberkörper ist möglichst aufrecht, sodass deine Atmung gut fließen kann … Lege eine Hand auf deinen Brustkorb und atme tief durch die Nase ein und über den Mund wieder aus … Spüre die Bewegung deiner Atmung unter deiner Hand … Atme weiter …

- Verschränke nun deine Arme über deiner Brust und leg deine Hände seitlich an deinen Brustkorb … unter deine Achseln … Atme auch hier wieder ganz bewusst tief ein und lang aus … Beobachte, was du unter deinen Händen wahrnimmst … Es gibt kein Richtig oder Falsch, es geht nur darum, dich selbst und deine Atmung ein wenig besser kennenzulernen.
- Lege deine Hände unter deine Brust, auf deine Rippenbögen. Du atmest wieder tief ein und lang aus … Beobachte, wie sich deine Rippenbögen leicht unter deinen Händen öffnen und schließen … So bringst du dir und deinem Baby nicht nur eine extra Portion Sauerstoff, sondern schaffst auch Platz und Raum.
- Während du tief ein- und ausatmest, bewegen sich dein Zwerchfell, dein Beckenboden und deine Bauchmuskulatur. Für dein Baby ist dies wie eine sanfte Massage.
- Lege nun beide Hände auf deinen Bauchnabel … Atme wieder tief ein und aus und stell dir beim Einatmen vor, dein Bauch wäre ein großer roter Luftballon, den du aufblasen möchtest … Beim Ausatmen kuschelst du dein Baby in deiner Vorstellung ganz nah an dich heran.
- Atme noch eine Weile tief ein und wieder aus.

Probiere die folgende Atemübung zusammen mit deiner Partnerin aus.

Partner-Atemübung

Setzt euch bequem hintereinander. Die schwangere Frau sitzt vorne, der Partner schaut auf ihren Rücken.

- **Partner:** Lege deine Hände auf die Schultern deiner Partnerin.
- **Schwangere:** Atme tief durch die Nase ein und über den Mund wieder aus. Mach das so lange, bis du deinen eigenen Atemrhythmus gefunden hast. Du kannst deinen Atem an jede Stelle deines Körpers lenken und so diese Stelle mit Energie versorgen und Verspannungen auflösen.

Nimm nun die Hände deines Partners auf deinen Schultern wahr … Atme in die Hände deines Partners … ein Stück in deine Schultern hinein … Die Schultern schweben ein ganz kleines Stück zu deinen Ohren … Ausatmen. Die Schultern schmelzen Richtung Boden. Beim nächsten Einatmen schmiegen sich deine Schultern wieder in die Hände deines Partners … Beim Ausatmen lösen sich deine Schultern sanft von den Händen deines Partners.

- **Partner:** Positioniere deine flachen Hände auf den Schulterblättern deiner Partnerin … ganz sanft.
- **Schwangere:** Lenke deine Atmung erneut zu den Händen deines Partners … Einatmen – deine Schulterblätter öffnen sich. … Ausatmen – deine Schulterblätter kommen näher zusammen.

Löse auch hier mithilfe deiner Atmung Verspannungen und Blockaden … Spüre die angenehme Berührung deines Partners.

- **Partner:** Lege deine Hände etwas tiefer auf den Rücken deiner Partnerin, im Bereich der Nieren.
- **Schwangere:** Lenke deine Atmung erneut zu den Händen deines

3
25
26
27
28
29
30
31
32
33
34
35
36
37
38
39
40
41/42

Partners ... Atme tief ein und aus … Deine Nieren müssen während der Schwangerschaft viel leisten … Stell dir vor, du versorgst sie nun mit einer extra Portion Sauerstoff, der wie eine warme Dusche über sie plätschert.

- Partner: Lege deine Hände wieder auf die Schultern deiner Partnerin und streiche von der Mitte nach außen und von oben nach unten mit den flachen Händen über ihren Rücken. So als würdest du ein Dreieck oder einen Tannenbaum zeichnen. Diese Bewegung kannst du mehrmals wiederholen.

Beginne erneut damit, deine Hände im Schulterbereich zu platzieren, diesmal drehst du deine Hände um, sodass die Fingernägel auf dem Rücken aufliegen … Zeichne erneut ein Dreieck oder einen Tannenbaum … von der Mitte nach außen, von oben nach unten … Es darf deine Partnerin leicht kribbeln und kitzeln und eine Gänsehaut machen … Dann werden besonders viele Endorphine freigesetzt.

Breathwalk

Der Breathwalk integriert Atmen, Gehen und Meditation mithilfe besonderer Übungsmuster. Er mobilisiert körperliche Energie, verbessert das emotionale Gleichgewicht, hilft dir beim Loslassen von Alltagsgedanken und stärkt dein Herz-Kreislauf-System.
Der Breathwalk wird in vier Stufen erlernt, damit du dich nicht überfordert fühlst:

1. Beginne damit, in vier Abschnitten stoßweise einzuatmen und in vier Abschnitten stoßweise wieder auszuatmen. Probiere das eine Weile aus.
2. Dann kannst du beginnen, zu gehen. Gehe langsam. Der erste Abschnitt des stoßweisen Atmens entspricht dem ersten Schritt, der zweite dem zweiten, der dritte dem dritten und der vierte dem vierten. Während des stoßweisen Ausatmens gehst du ebenfalls vier Schritte nach vorne. Probiere auch das eine Weile aus.
3. Für die Dauer von jeweils vier Schritten kannst du ein viersilbiges Mantra (zum Beispiel „ta-ke-ti-na") oder eine positive Affirmation (zum Beispiel „Es-geht-mir-gut" oder „Ich-bin-ge-sund") denken.
4. Zusätzlich können mit jedem Schritt nun Fingermudras durchgeführt werden: Der Daumen und der Zeigerfinder beider Hände berühren sich beim ersten Schritt, Daumen und Mittelfinger beim

zweiten Schritt, Daumen und Ringfinger beim dritten Schritt und Daumen und kleiner Finger beim vierten Schritt. Dann beginnst du wieder von vorne, also mit Daumen und Zeigefinger.

Mache jeden Tag einen kleinen Spaziergang und wenn es dir guttut, baue den Breathwalk ein. Da du den Breathwalk jetzt beherrschst, kannst du direkt mit Stufe vier beginnen und musst ihn nicht wie beim Erlernen Stück für Stück aufbauen.

Es hat sich bewährt, zunächst drei Minuten im Breathwalk zu gehen und dann für ein bis fünf Minuten in eine normale Atmung und einen normalen Gang überzugehen, bevor sich ein fünfminütiger Breathwalk anschließt. Es folgen noch einmal ein bis fünf Minuten normales Gehen und wenn du noch Zeit hast, kannst du einen weiteren fünfminütigen Breathwalk machen. Achte zu jeder Zeit darauf, was dir guttut, und finde deinen eigenen Rhythmus.

32. Woche: Mit der Welle

Einige Kinder gehen nun langsam in Startposition und drehen sich mit dem Kopf nach unten. Andere sind noch recht aktiv und gehören vielleicht zu der eher spontanen Sorte, die sich erst kurz vor der Geburt entscheidet, sich zu drehen.

Geburt ist immer Teamarbeit zwischen dir und deinem Baby. Du kannst ihm dabei helfen, sich auf die Geburt vorzubereiten, indem du ihm und dir möglichst viel Raum schaffst, sowohl körperlich als auch emotional.

Gehe täglich ein wenig zu Fuß.
Tausche deine Sitzgelegenheiten gegen einen Sitzball. Der Ball ermöglicht dir eine optimale Sitzhaltung und gleichzeitig bleibt dein Becken beweglich.
Begib dich täglich ein paar Minuten in den Vierfüßlerstand, deine Arme und deinen Kopf kannst du hierbei auf dem Sitzball ablegen, dabei kannst du den Ball fest umarmen. So können dein Beckenboden und dein Rücken wunderbar entspannen, während du deinem Baby ganz viel Platz und Raum bietest.

Allgemeine Tipps zum Lesen/Hören von Fantasiereisen findest du im Kapitel „Zum Gebrauch des Buchs"

Mit der folgenden Fantasiereise kannst du dich gemeinsam mit deinem Baby auf die Geburt einstimmen.

Übung zur Stärkung von Vertrauen und Zuversicht: Auf Wellen zur Geburt
Lege oder setze dich in eine bequeme Position.

Stell dir vor, du bist an einem wunderschönen Strand, spürst Sand unter deinen nackten Füßen. Er ist ganz weich und warm … Es weht eine angenehme warme Brise und du riechst das Salz des Meeres in der Luft, hörst das Rauschen der Wellen und ganz aus der Ferne auch einige Möwen.

Du spazierst ein Stück den Strand entlang und genießt die Ruhe und den Frieden, die Natur um dich herum …

Nach einer Weile entdeckst du eine kleine grüne Insel im Wasser … Wie magisch fühlst du dich von ihr angezogen …

Du setzt deine Füße in den flachen Uferbereich.

Sanft kräuseln sich die kleinen Wellen um deine Füße … Das Wasser ist klar und angenehm warm, der sandige Boden unter deinen Füßen fest.

Die wunderschöne Insel scheint zum Greifen nah und so machst du einen Schritt nach dem anderen darauf zu …

Du fühlst dich sicher.

Das Wasser schaukelt sanft hin und her und du verbindest dich mit dem Rhythmus der Wellen. Obwohl du nach wie vor sicheren Boden unter deinen Füssen spürst, scheinen die Wellen dir zu helfen, dich zu tragen … hin zu deinem Ziel.

Du gehst weiter … Langsam werden die Wellen kraftvoller und stärker … Sie scheinen eine ganz eigene Energie zu haben … Du fühlst dich getragen, sicher … Mit jedem Schritt, den du dich deiner Insel näherst, scheinst du mutiger und entschlossener zu werden.

Du bist voller Vertrauen und Zuversicht … in dich selbst, deinen Körper, die Wellen und das Leben …

Inzwischen geht dir das Wasser fast bist zur Brust, doch deine Füße haben noch immer sicheren Stand bei jedem Schritt … Es ist nicht mehr weit bis zur Insel, bis zu deinem Ziel …

Aus der Nähe betrachtet ist die Inseln noch schöner und farbenfroher, als du dir je ausgemalt hast.

Du spürst, dass es nun Zeit wird, ganz ins Vertrauen zu gehen, loszulassen … Es fällt dir auf einmal ganz leicht … eine letzte große kraftvolle und energiegeladene Welle nimmt dich mit … trägt dich … setzt dich unbeschadet am Ufer ab.

Du hast es geschafft … Du bist angekommen. Du kannst stolz auf dich sein. Du lächelst und spürst das Glück, das dich in diesem Moment erfüllt. Nimm dieses Glücksgefühl noch ein paar Atemzüge lang wahr und komm dann in deiner Vorstellung wieder in den Raum zurück, indem du gerade sitzt oder liegst. Nimm drei tiefe Atemzüge und öffne dann wieder deine Augen.

Hinweis: Die Wellen in der Fantasiereise stehen für deine Geburtswehen, die oft mit Wellen verglichen werden. Sie kommen und gehen, werden stärker, tragen dich, bis dein Kind schließlich das Licht der Welt erblickt.

Geburtskarten

Hast du dir schon Gedanken über Geburtskarten oder eine Geburtsanzeige gemacht? Dein Himmelskind kannst du in Form eines Symbols (Schmetterling, Regenbogen, Stern …) einbeziehen, wenn du möchtest. Vielleicht magst du die Zeit bis zur Geburt nutzen, Geburtskarten zu entwerfen oder zu gestalten. Das kann sehr entspannend sein.

33. Woche: Einstimmung auf die Babyflitterwochen

Viele Babys rutschen nun tiefer ins Becken und drehen sich mit dem Kopf nach unten. Kinder, die sich bis jetzt noch nicht gedreht haben, können sich in den nächsten Wochen in eine gute Ausgangsposition für die Geburt drehen – also mit dem Kopf nach unten. Die meiste Zeit über schläft dein Baby jetzt und macht sich ganz allmählich bereit für das Abenteuer der Geburtsreise.

Nicht nur die Geburt rückt näher, sondern auch ein komplett neuer Lebensabschnitt.

Allgemeine Tipps zum Lesen/Hören von Fantasiereisen findest du im Kapitel „Zum Gebrauch des Buchs"

Fantasiereise zur Einstimmung auf die erste Zeit mit deinem und eurem Baby

Atme ein paarmal tief ein und aus. Wenn du magst, kannst du einige Muskeln für etwa fünf bis sieben Sekunden fest anspannen und dann wieder loslassen:

- deine Armmuskeln, indem du zwei Fäuste ballst und sie an die Schultern hebst
- deine Gesichtsmuskeln, indem du dir vorstellst, dass du in eine Zitrone beißt
- deine Nacken-, Schulter- und Rückenmuskulatur, indem du die Schultern nach oben ziehst und die Schulterblätter ein Stück zusammendrückst
- deine Beinmuskulatur, indem du die Beine streckst und die Zehen in Richtung Fußboden bewegst

Wandere nun mit deinen Gedanken ein Stückchen in die Zukunft … bis zum Geburts-Tag deines Kindes … Du bist an dem Ort, den du dir für die Geburtsreise ausgesucht hast … Du hast mit deinem Kind die Geburtsreise erlebt, die du dir gewünscht hast … Deinem Baby geht

3
25
26
27
28
29
30
31
32
33
34
35
36
37
38
39
40
41/42

es gut … Es liegt auf deiner Brust, es atmet gleichmäßig und kuschelt sich an dich … Ihr seid noch ein wenig erschöpft von eurer Geburtsreise und genießt die ersten Stunden zusammen, werdet vertraut miteinander …

Ein neuer Lebensabschnitt beginnt … Male dir diesen Moment noch eine Weile aus und genieße ihn …

Die Geburt ist geschafft, das Wochenbett, eure Babyflitterwochen beginnen.

Stelle dir vor, wie es sein wird, wenn du mit deinem Baby das erste Mal nach Hause kommst.

Stell dir vor, wie du mit deinem Baby auf dem Arm das erste Mal durch sein Zuhause wanderst ... Nimm die Farben und Gerüche auf … Spür die Atmosphäre … Ihr seid zu Hause …

Was möchtest du als Erstes tun, was möchtest du deinem Kind zuerst zeigen?

Gibt es einen besonderen Ort in deiner Wohnung, den du für die ersten Tage und Wochen hergerichtet hast?

Wo befindet sich der?

Wie sieht es bei dir zu Hause aus? Gibt es Blumen, Bilder, frisches Bettzeug, weiche Kissen, frisches Obst, etwas zu trinken? Welches Essen wünschst du dir?

Was brauchst du für dich, um dich von den letzten Monaten und Stunden gut erholen zu können?

Stell dir vor, du kannst dir alles wünschen, was du willst … Jeder Wunsch wird dir von den Augen abgelesen. Welche Wünsche hast du?

Welche Menschen möchtest du um dich haben? Wer tut dir gut? Wer stärkt und nährt dich bei deiner neuen Aufgabe?

Was ist dir besonders wichtig für die nächsten Tage und Wochen?

Was wünschst du dir von deinem Partner … deiner Familie … deinen Freunden?

Vielleicht hast du bereits sehr konkrete Vorstellungen und Wünsche, vielleicht ist es ungewohnt und erfordert ein wenig Mut, so weit in die Zukunft zu schauen … Trau dich … Lass alle Gedanken und Gefühle dazu fließen und schenke ihnen Raum … Nimm dir Zeit, einmal nachzuspüren …

Damit du gut für dein Kind sorgen kannst, ist es wichtig und völlig richtig, das du gut für dich sorgst und sorgen lässt.

Schön, dass du es tust … Nun wende dich deinen Baby zu … Spür nach … Welche Wünsche hast du für seine erste Zeit als kleiner Erdenbürger? Was braucht dein Baby, um gut anzukommen und sich einzuleben? Welche Wünsche hat dein Kind an dich?

Nimm dir auch hier Zeit und lass deine Gedanken fließen …

Genieße den Zauber und die Magie dieser Bilder … Erlaube dir die Vorfreude …

Nun ist es Zeit, langsam zurück in die Gegenwart zu kommen … Lausche deinem Atmen … Lege eine Hand auf den Bauch, zu deinem Kind … Atme ein und aus ... ein und aus.

Noch ist es etwas Zeit bis zur Geburt, Zeit, die du und dein Baby noch brauchen. Und diese Zeit kannst du nutzen, um die Babyflitterwochen vorzubereiten.

Die Fantasiereise kannst du auch für dich machen. Sätze, die du für dich nicht passend findest, kannst du dabei einfach weglassen.

Hier ist Platz für deine persönlichen Wünsche im Wochenbett.

____

____

____

Besprich deine Babyferien frühzeitig mit deinem Arbeitgeber oder plane sie selbst ein, wenn du selbstständig bist. Es empfiehlt sich, nach der Geburt deines Kindes mindestens drei Wochen freizunehmen. So kannst du sicherstellen, dass deine Partnerin wieder ganz fit ist und sich ihr neuer Alltag eingespielt hat, dass sie ihn gut meistern kann. Zudem ist diese erste Zeit mit deinem Kind ein wichtiges Fundament für die Bindung zwischen euch. Sollte es dir nicht möglich sein, drei Wochen freizunehmen, überlege gemeinsam mit deiner Partnerin, welche zusätzlichen Unterstützungsmöglichkeiten es für euch geben könnte.
Tausche dich mit anderen Vätern über ihre Erfahrungen und Tipps für Babyflitterwochen aus.

3
25
26
27
28
29
30
31
32
33
34
35
36
37
38
39
40
41/42

34. Woche: Bewusste Lenkung der Aufmerksamkeit

Der kleine Mensch in deinem Bauch ist nun nahezu fertig entwickelt – alles, was jetzt noch kommt, ist Feinschliff. Die Lunge deines Babys und alle Organe sind so weit ausgereift, dass bei einer Geburt keine Komplikationen zu erwarten sind. Es kann im Fall einer Geburt selbstständig atmen. In den letzten Wochen vor der Geburt geht es vor allem darum, an Gewicht und Größe zuzulegen.

Auch in dieser Woche kannst du wichtige Meilensteile feiern. Wenn du bisher noch gearbeitet hast, beginnt nun der Mutterschutz. Eine wichtige Zeit, um vor der Geburt zur Ruhe zu kommen und Kraft zu sammeln.

Wie geht es dir bei Gedanken an die Geburt und die erste Zeit mit einem Baby zu Hause?

Lenke deine Aufmerksamkeit dabei vor allem auf das, worauf du dich freust, und nicht auf das, was dir Angst macht oder was du befürchtest, nicht zu schaffen. Denn das, was du beachtest, verstärkst du auch. Das Gute dabei ist: Du kannst deine Aufmerksamkeit tatsächlich steuern.

Was du beobachtest, verstärkst du

Deine Aufmerksamkeit bestimmt, was du registrierst und was du ausblendest. Wohin wir unsere Aufmerksamkeit lenken, erfolgt häufig unbewusst, es wird von äußeren und anziehenden Reizen bestimmt.

Ungeübt fällt es Menschen daher eher schwer, für längere Zeit den Fokus auf eine Sache zu richten.

Die Aufmerksamkeit bewusst zu lenken, ist vergleichbar mit dem Lichtkegel eines Bühnenscheinwerfers, bei dem du gleichzeitig Regisseur und Beleuchter bist. Dann folgt der Lichtschein nicht mehr Automatismen – so wie du dich unwillkürlich in die Richtung drehst, aus der du ein unerwartetes Geräusch hörst. Im Zustand einer bewussten Aufmerksamkeitslenkung bist du in der Lage, die Stellen auszuwählen, die beleuchtet werden sollen. Du kannst entweder einen Ausschnitt der Bühne in Augenschein nehmen oder deine Aufmerksamkeit einem Laserstrahl gleich nur auf einen Punkt fokussieren.

Probiere, deine Aufmerksamkeit für eine Weile gezielt zu richten auf

- deine Atmung,
- deinen Körper (zum Beispiel auf eine Muskelgruppe),
- eine Bewegung,
- einen Gedanken,

- eine Tätigkeit,
- ein Gefühl,
- die Natur
- oder ein Objekt.

Dies konsequent über einen längeren Zeitraum zu tun, ist herausfordernd. Ohne Übung von bewusster Aufmerksamkeitslenkung gleicht der Geist einem ruhelos umherhüpfenden Affen, den es zu bändigen gilt.

Bei den ersten Versuchen schweift die Aufmerksamkeit immer wieder ab. Aber mit jedem Üben werden die für die Lenkung der Aufmerksamkeit zuständigen neuronalen Netzwerke im Stirnlappen und anderen Teilen des Gehirns gestärkt, sodass es zunehmend leichter fällt, den Fokus zu halten. In der Folge werden die Pausen zwischen den Ablenkungen durch Gedanken länger. Auf diese Weise gelingt es dir immer besser, deine Aufmerksamkeit auf das zu lenken, worauf du dich freust.

Mit der folgenden Kerzenmeditation kannst du üben, deine Aufmerksamkeit über einen längeren Zeitraum auf ein Objekt zu lenken.

Allgemeine Tipps zum Lesen/Hören von Fantasiereisen findest du im Kapitel „Zum Gebrauch des Buchs"

Kerzenmeditation

Stelle in der Mitte des Raumes eine Kerze auf. Entspanne deinen Körper und atme tief durch. Lasse alle Gedanken los und konzentriere dich auf die Kerzenflamme. Sollte noch irgendetwas Ablenkendes in dir auftauchen, gib es in deiner Vorstellung in das Licht der Flamme.

Schließe nach zwei bis drei Minuten deine Augen. Versuche, das Bild des Kerzenlichtes in deinem eigenen Körper zu sehen. Dies gelingt am leichtesten, wenn du dir ein warmes Licht in der Bauchgegend oder im unteren Teil des Rückens vorstellst. Lasse das Licht in deinem Innern allmählich wachsen, bis dein ganzer Körper von diesem angenehmen Kerzenlicht erfüllt ist. Auch das in dir wachsende

Kind profitiert von dem Licht. Stelle dir vor, wie das wohltuende Licht auch dein Kind umgibt und schützt.

Wenn du die Übung beenden möchtest, nimm drei tiefe Atemzüge und öffne dann wieder deine Augen.

Macht die Übung gern gemeinsam. Oder nutzt das gemütliche Kerzenlicht, um als Paar in entspannter Atmosphäre über die kommenden Wochen der Schwangerschaft zu sprechen. Wie geht es dir, euch gerade? Was steht noch an? Wie könnt ihr euch gegenseitig in den nächsten Wochen unterstützen?

3
25
26
27
28
29
30
31
32
33
34
35
36
37
38
39
40
41/42

35. Woche: Entspannungsquickies für zwischendurch

Dein Baby wiegt nun etwa 2500 Gramm. Es hat kaum noch Bewegungsspielraum, denn allmählich wird es eng in der Gebärmutter.

Während dein Baby in der enger werdenden Gebärmutter viel schläft, hast du möglicherweise das Gefühl, kaum Zeit zum Entspannen zu haben. Zu viel ist noch zu tun oder vorzubereiten. Entspannung muss jedoch nicht lange dauern. Tu dir und deinem Baby mit unseren Entspannungsquickies etwas Gutes, wenn du glaubst, keine Zeit für lange Pausen zu haben.

Entspannungsquickies eignen sich immer bei Stress oder Angst, sowohl für dich als auch für deinen Partner. Sie helfen, Überspannungen (also sehr großen Stress) schnell zu reduzieren und das vegetative Nervensystem im Gleichgewicht zu halten. Merke dir die Entspannungsquickies, die du gut findest, auch für die Zeit nach der Geburt. Selbst wenn dir dein Baby an manchen Tagen kaum eine Pause gönnt: Ein Entspannungsquickie geht immer und dauert nur ein paar Minuten.

Nimm dich wahr

Achte für ein bis zwei Minuten bewusst darauf, welche Stellen deines Körpers gerade in Kontakt mit der Außenwelt sind. Wo berührst du andere Gegenstände (Boden, Stuhl, Tisch …)? Nimm diese Kontaktstellen bewusst wahr.

Tue einmal drei Minuten nichts

Schließe die Augen. Lass deinen Atem fließen, ohne ihn bewusst zu verändern, und nimm dir drei Minuten Zeit, um bewusst und mit gutem Gewissen gar nichts zu tun.

Mache einen Bodyscan

Lege dich bequem hin und nimm deinen Körper ganz bewusst wahr.

Beginne bei den Zehen und arbeite dich langsam Stück für Stück über Füße, Beine, Pobacken, Bauch, Finger, Arme, Schultern, Nacken, Kiefer, Nase, Augen, Stirn bis zum Scheitel.

Entspanne deine Muskeln

- Spanne deine Arme, deine Beine und deine Gesichtsmuskeln an und zähle dabei bis sieben. Lasse los und spüre, wie sich diese Muskelgruppen ganz von selbst entspannen, und zähle dabei bis zehn.
- Strecke deine Zehenspitzen in Richtung Boden. Mache deine Beine ganz lang. Zähle bis acht. Dann lasse los und spüre den Unterschied. Zähle dabei bist zehn.
- Bewege deine Zehenspitzen ein kleines Stück in Richtung Kopf. Zähle bis acht. Dann lasse los und zähle dabei bist zehn.

Stoppe negative Gedankenspiralen

- Schreibe das Wort STOPP auf ein Schmierblatt.
- Sage dreimal das Wort STOPP in Gedanken.
- Stelle dich auf ein Bein und konzentriere dich darauf, dein Gleichgewicht zu halten.
- Sage dir selbst etwas Ermutigendes. Zum Beispiel: Ich vertraue meinem Körper.

Kreiere einen Ruheort

Schließe deine Augen und denke an einen Ort, an dem du dich besonders wohlfühlst.

- Wie sieht es dort aus?
- Gibt es Geräusche oder Klänge, die mit diesem schönen Ort verbunden sind?
- Oder einen besonderen Duft?
- Sage dir in Gedanken „Ich bin ruhig und entspannt".

Zeige dein schönstes Lächeln

Lächele zwei Minuten lang. Wenn du deine Mundwinkel so weit wie möglich nach oben ziehst, schüttet dein Gehirn nach kurzer Zeit Glückshormone (Endorphine) aus. Die Endorphine wiederum halten das Stresshormon Adrenalin in Schach, so kannst du dich entspannen.

3
25
26
27
28
29
30
31
32
33
34
35
36
37
38
39
40
41/42

Trinke zehn kleine Schlucke Wasser nacheinander
Durch das mehrmalige Schlucken direkt hintereinander wird der Teil des vegetativen Nervensystems aktiviert, der für Entspannung zuständig ist. Im Fachjargon heißt dieser Teil Parasympathikus. Zehn kleine Schlucke Wasser hintereinander reichen häufig aus, um Überspannungen etwas zu reduzieren.

Massiere die Mitte deiner Handflächen
Massiere oder drücke für etwa eine Minute mit dem Daumen der anderen Hand die Mitte der Handinnenfläche.

Streiche deine Schwimmhäute aus
Tatsächlich hat jeder Mensch Schwimmhäute, auch an den Händen. Gemeint ist der Bereich zwischen den Fingern, an dem die Haut weich ist und nach oben gezogen werden kann. Genau hier bauen sich oft Verspannungen auf.

Fasse mit Daumen und Zeigefinger der rechten Hand zwischen die Finger der linken Hand und ziehe die Haut etwas in Richtung der Fingerspitzen. Das machst du der Reihe nach

- zwischen dem Daumen und Zeigefinger,
- zwischen dem Zeigefinger und Mittelfinger,
- zwischen dem Mittel- und Ringfinger,
- zwischen dem Ringfinger und dem kleinen Finger.

Danach wechsele die Hände.

Berühre mit dem Zeigerfinger deine Stirn
Lege die Spitze des Zeigefingers vorsichtig in die Mitte deiner Stirn und lasse sie dort liegen.

- Wie fühlt sich dein Finger auf der Stirn an?
- Wie fühlt sich die Stirn an deinem Finger an?
- Ist die Stirn kalt oder warm?
- Achte genau darauf, was an der Stelle stattfindet, an der Finger und Stirn sich berühren.

Singe ein U
Du brauchst das U noch nicht einmal laut zu singen. Es reicht, wenn du bei jedem Ausatmen das U schweigend – also ohne Ton – singst.

Lege deine Hände auf Stirn und Nacken
Lege die linke Hand auf die Stirn und die andere in den Nacken. Damit ist auch schon alles gesagt. Das hilft übrigens auch bei kleinen Kindern: Sie lassen sich oft nur beruhigen, indem man ihnen die linke Hand auf die Stirn legt und die rechte in den Nacken.

Stelle dir ein Sieb vor
Dein Gehirn mag innere Bilder, also Vorstellungen. Stelle dir ein großes Sieb vor, das du von den Füßen aufwärts durch deinen Körper ziehen kannst. Das Sieb ist ein Symbol und soll alles aufnehmen, was an Ängsten, Panik und Unsicherheit in dir ist.

Richte dich bewusst auf
Stelle oder setze dich hin und beginne, dich (deinen Oberkörper) aufzurichten … Wirbel für Wirbel. Die Schulterblätter zusammenziehen, während die Schultern leicht Richtung Boden schmelzen und der Kopf leicht wie ein Heliumluftballon Richtung Himmel schwebt. Stell dir vor, du trägst eine wunderschöne Krone oder einen schicken Blumenkranz auf deinem Kopf … Du fühlst dich schön und präsent. Atme tief ein und aus.

Verbinde dich mit deinem Kind
Leg die Hand auf deinen Bauch. Atme ein paarmal tief ein und aus. Verbinde dich mit deinem Kind.

Schlüpfe in die Rolle eines Kindes
Tanze einmal durch die Wohnung. Setze dich auf eine Schaukel. Sing dein Lieblingslied. Oder lass einen Luftballon steigen.

Teile Kindheitserinnerungen mit deinem Baby
Nimm dir eine kleine Auszeit und erzähle deinem kleinen Bauchbewohner von einer schönen Kindheitserinnerung.

36. Woche: Die Eichhörnchenmethode

Mit dem Ende der 36. Woche gilt dein Baby nicht mehr als Frühchen. Sollte die Geburt nun losgehen, werden Geburthelferinnen und Geburtshelfer in der Regel nichts mehr unternehmen, um dem entgegenzuwirken.
Dennoch sind die nächsten vier bis fünf Wochen nicht umsonst. Dein Baby nimmt ordentlich zu und legt sich kleine Speckreserven an für die erste Zeit nach der Geburt.

Dein Baby sorgt in den nächsten Wochen vor und sammelt Speckvorräte, gleich einem Eichhörnchen, das sich ein Lager für den Winter zulegt, denn in den ersten Tagen nach der Geburt nehmen die meisten Babys erst einmal ab – nach sieben bis zehn Tagen hat es aber sein Gewicht wiedererlangt.

Manche Mütter und Babys brauchen diese letzten Wochen der Schwangerschaft auch, um sich emotional von dieser innigen gemeinsamen Zeit der Schwangerschaft zu verabschieden und sich auf den neuen Lebensabschnitt vorzubereiten.

Geburt bedeutet Loslassen – körperlich und emotional. Sie bedeutet Abschied, und der macht einen Neubeginn möglich: die Geburt deines Kindes.

Fühlst du dich schon bereit für die Geburt?

Was feht dir noch, um die Geburtsreise entspannt anzutreten?

Spätestens in der 36. Woche beginnt dein Körper, Geburtswellen zu trainieren, die dein Kind ein bisschen tiefer ins Becken schieben.

Begrüße jede dieser Wellen(-Wehen) freundlich und verabschiede sie ebenso liebevoll. Auch wenn die Geburt noch auf sich warten lässt, ist all dies bereits ein wichtiger Teil davon – und vor allem für dich eine wunderbare Übung, mit der Kraft deines Körpers gut umzugehen. Sieh es als Probelauf.

Übungs- und Senkwehen lassen sich ganz gut von aktiven Geburtswehen unterscheiden. Geburtswehen brauchen Entspannung, um aktiv und effektiv zurückzukehren. Ihre größten Feinde sind Angst und Stress (vor allem das Stresshormon Adrenalin). Übungswehen verschwinden hingegen meist, sobald du dich entspannst, und kommen nicht wieder. Hier helfen ein warmes Bad, ein Wärmekissen (nicht auf den Bauch!), ein wenig Schlaf, Atem- und Entspannungsübungen.

Solltest du unsicher sein, zögere nicht, deine Hebamme, deine Ärztin oder deinen Arzt zu kontaktieren. Oder mit dem Kreißsaal deiner Wunschklinik Kontakt aufzunehmen.

Solltest du einen vorzeitigen Kaiserschnitt planen, ist dies aus deiner Erfahrung heraus sicherlich sehr verständlich. Denke daran, dass dein kleiner Bauchbewohner nichts davon ahnt und vielleicht ganz andere Pläne hat. Nutze die Zeit, um auch dein Kind auf eine frühzeitige Bauchgeburt / einen Kaiserschnitt vorzubereiten. Erzähle ihm, was passieren wird und warum. Mache dir noch einmal bewusst, dass ihr beide bei jedem Weg immer ein Team seid.

Die Eichhörnchenmethode
Eichhörnchen legen in nahrungsreichen Zeiten Vorräte an, von denen sie im Winter zehren. Wir Menschen haben ähnliche Speicher – gefüllt mit Emotionen und Erlebnissen. Die Erfahrungen aus guten Zeiten sind wie ein Polster, von denen man man in schwierigen oder kraftraubenden Zeiten zehren kann. Eichhörnchen greifen im Winter auf gesammelte Vorräte zurück, auch wenn sie sie im hohen Schnee nicht immer wiederfinden.

Überlege einmal:

- Wie lege ich mir Vorräte zum Gut-Fühlen oder Mut-Finden für die letzten Schwangerschaftswochen an?
- Welche Vorräte sind das?
- Worauf kann ich zurückgreifen? Welche Personen können mich unterstützen?

Eine Geburt ist vom Kraftaufwand vergleichbar mit einem Marathonlauf. Unterstütze deine Partnerin besonders in diesen letzten Wochen vor der Geburt dabei, sich körperlich und mental gut vorzubereiten. Überlege dir, wie du während der Geburt für dich gut sorgen kannst und was für dich in der Kliniktasche nicht fehlen sollte, damit du dich wohlfühlst.

3
25
26
27
28
29
30
31
32
33
34
35
36
37
38
39
40
41/42

37. Woche: Waldbaden – Warum ein Spaziergang unter Bäumen so guttut

Nur etwa vier Prozent der Kinder kommen auf den Tag genau. 90 Prozent werden zwischen der 37. und 42. Woche geboren.

Solltest du keine Einleitung oder einen Kaiserschnitt geplant haben, bleibt es die nächsten Wochen spannend. Es kann sein, dass es nur noch wenige Tage bis zur Geburt dauert oder noch einen ganzen Monat. Nutze jeden Tag, um deine Akkus aufzuladen, ernähre dich ausgewogen, schlafe ausreichend, komm zur Ruhe und verwöhne dich selbst. Dann vergeht die Wartezeit schnell und du schaffst dir selbst die besten Voraussetzungen für eine kraftvolle Geburtsreise.

Schöpfe immer wieder Kraft und stärke dein Selbstvertrauen. Wie wäre es mit einem Besuch beim Friseur? Einem Wellnesstag im Beautysalon? Oder einem Waldspaziergang?

Im Wald fühlen sich viele Menschen geschützt und geborgen. Sie berichten von gewonnener Ruhe, Entspannung, Stabilität, Energie.

Manche Menschen suchen sich einen Baum aus, den sie besuchen, wenn sie Kraft, Ruhe oder Trost brauchen.

Aber auch ein Baum, dem man nur einmal begegnet, kann zu diesem Zweck genutzt werden. Besonders gut eignen sich alte Bäume mit einem kräftigen Stamm, an den man sich lehnen kann.

Der Begriff Biophilia-Effekt stammt aus dem Griechischen und bedeutet „Liebe zum Leben und der Natur". Es ist wissenschaftlich nachgewiesen, dass Waldluft die Anzahl der natürlichen Killerzellen im Körper des Menschen erhöht und ihn aktiver macht. Das menschliche Immunsystem reagiert unter anderem auf die Terpene (chemische Kommunikationsmoleküle in Form von Duftstoffen, die über Blätter, Borke und Wurzeln abgegeben werden). Zudem wird der Parasympathikus aktiviert, der Nerv der Ruhe, sodass der Modus der Regeneration aktiviert wird.

Unter Laubbäumen ist die Luft tatsächlich deutlich reiner, denn Bäume wirken wie gewaltige Filteranlagen. Der Grund liegt in der riesigen Oberfläche, die die Kronen bilden. Viele Menschen haben in einem Eichenwald einen niedrigeren Blutdruck, die Lungenkapazität verbessert sich und die Elastizität der Arterien erhöht sich.

Nadelwälder senken die Keimbelastung in der Luft deutlich, was Allergikern zugute kommt.

„Baden" im Wald: Eine kleine Baummediation

Suche dir bei einem Spaziergang einen Baum aus, den du magst. Betrachte diesen Baum zunächst für einen Moment.

- Wie groß ist er?
- Wie sieht seine Rinde aus?
- Hat er eine besondere Form?
- Stelle dir vor, wie dieser Baum gewachsen ist, Jahr um Jahr.
- Überlege, wie der Baum zu anderen Jahreszeiten aussieht.

Dann kannst du zu dem Baum gehen und (wenn du möchtest) seine Rinde berühren. Streiche mit geschlossenen Augen darüber. Du kannst den Baumstamm auch mit den Händen umgreifen oder deine Stirn an die Rinde legen. Spüre, ob dir das guttut.

Lasse dann den Baum los. Deine Augen bleiben geschlossen. Werde (wenn du magst) in deiner Vorstellung für ein paar Atemzüge selbst zum Baum. Spüren den festen Boden unter deinen Füßen. Stelle dir vor, dass aus deinen Füßen Wurzeln in die Tiefe wachsen. Du bist nun fest im Erdboden verankert. Nichts kann dich erschüttern. Nichts kann dich aus der Ruhe bringen. Dein Baby nimmt deine Ruhe ebenfalls wahr. Ihr beide schöpft Kraft für die Geburt.

Anschließend öffnest du wieder deine Augen.

3
25
26
27
28
29
30
31
32
33
34
35
36
37
38
39
40
41/42

38. Woche: Einstimmung auf die Geburt

Dein Baby wiegt nun rund 3000 Gramm, die Spannbreite reicht von 2500 bis fast 4000 Gramm; es ist etwa 50 Zentimeter lang.

Während du dich Woche für Woche auf das Abenteuer Geburt und Elternschaft vorbereitet hast, wird es Zeit, den Fokus auf dein Baby zu legen. Die Wissenschaft vermutet, dass es mitentscheidet, wann es losgeht (ausgenommen beim geplanten Kaiserschnitt). Allerdings haben die Babys weder einen Geburtsvorbereitungskurs besucht noch ein Ratgeberbuch für die Geburt gelesen. Die Natur gibt unseren Kindern all das Handwerkszeug mit, das sie brauchen, um die Geburt gut zu meistern. Denn auch für sie ist eine Geburtsreise eine völlig neue Erfahrung. Du kannst dein Baby am besten unterstützen, indem du möglichst entspannt bist und dir und deinem Kind einen Vertrauensvorschuss gibst.

Was brauchst du, um entspannt zu sein?

____

____

Wie kannst du selbst dazu beitragen entspannt zu sein?

____

____

Welche Berührungen, Stimmen, Musikstücke, Bewegungen sind deinem Baby bereits vertraut?

____

____

Vertrautes hilft uns, zu entspannen. Es ist gut, wenn dein Baby unter der Geburt etwas von diesem Vertrauten hören kann.

Sprich auch während der Geburt dein Kind mit Namen an, erkläre ihm, was gerade passiert und welches Ziel ihr habt. Konzentriere dich auf dein Baby.

Während der Geburt bist du eine wertvolle Unterstützung für deine Partnerin und dein Kind. Es wäre schön, wenn auch du die obigen Fragen beantwortest und dir bewusst machst, wie du dein Kind und deine Partnerin während der Geburt unterstützen kannst und wie wichtig und wertvoll deine Anwesenheit für beide ist.

Nimm dir ein wenig Zeit und versetze dich in die Position deines Kindes.

Freut es sich auf die Geburt?

Hat es vielleicht Ängste bezüglich der Geburt? Und wenn ja, welche könnten das sein und wie könntest du sie ihm nehmen?

Was braucht dein Kind noch, um sich auf den Weg machen zu können?

Was wünscht es sich von dir für die Geburtsreise und die ersten Stunden danach?

Was erwartet dein Baby an seinem Geburtsort? Wie wird dieser aussehen?

Wenn du magst, visualisiere nun die Geburt deines Kindes. Erkläre deinem Kind, was geschehen wird und warum.

Suche dir dazu eine angenehme Sitz- oder Liegeposition.

Lege eine Hand auf deinen Bauch.

Atme ein paarmal tief ein und wieder aus. Spüre dabei die Bewegung deiner Atmung unter deiner Hand. Verbinde dich mit deinem Kind und reise gemeinsam mit ihm zum Tag der Geburt.

Visualisierungsübung: Eine Reise zur Geburt

Allgemeine Tipps zum Lesen/Hören von Fantasiereisen findest du im Kapitel „Zum Gebrauch des Buchs“

Bei voraussichtlich vaginaler Geburt: Nun wird es langsam eng für dich in meinem Bauch. Es wird Zeit, Abschied zu nehmen von deiner Gebärmutterzeit. Ich freue mich schon sehr auf dich und kann es kaum erwarten, dich endlich in meinen Armen zu halten, dich anzuschauen und zu berühren. Ich möchte dir die Welt zeigen und sie gemeinsam mit dir neu entdecken. Hab keine Angst, mein kleiner Schatz. Ich werde da sein und dich begleiten. Wir sind ein gutes Team. Wenn du so weit bist, gib mir ein Zeichen.

Die Wände deiner Gebärmutterhöhle werden sich um dich zusammenziehen und sich wieder lösen. Sie werden dir sanft die Richtung weisen. Hörst du die Stimme deines Vaters? Auch er kann es kaum erwarten, dich endlich kennenzulernen. Mit der Zeit werden die Bewegungen der Gebärmutter kraftvoller und du kannst dich mit deinen Füßchen abstoßen. Mein Körper schiebt dich weiter und du drehst dich … Es ist, als wirst du magisch angezogen. Eine innere Stimme scheint den Weg bereits zu kennen. Intuitiv werden wir einen gemeinsamen Rhythmus finden und uns gemeinsam durch die Wellen aufeinander zubewegen … Lass uns einander vertrauen … Die Wellen werden kraftvoller und du spürst, wie es enger um dein Köpfchen wird … Diese Kraft kann einem zwischendurch schon Angst machen, den Atem rauben … Doch ich atme weiter, für dich mein Kind … Gleich ist es geschafft …. Dein Kopf ist geboren … Eine kleine Pause … Du drehst dich noch einmal, bevor eine letzte kraftvolle Welle dich hinausträgt … Da bist du … endlich! Mein geliebter kleiner Schatz … Wir haben es geschafft, was für ein Abenteuer.

Konzentriere dich nun wieder auf deine Atmung und komme zurück in die Gegenwart … Atme durch die Nase ein und über den Mund aus … Spüre die Atmung unter deiner Handfläche. Nimm dein Kind in deinem Bauch wahr. Spüre nach, wie es deinem Kind gerade geht. Wie geht es dir? Nimm dich selbst wieder in deiner Umgebung wahr. Öffne deine Augen und komm ganz zurück ins Hier und Jetzt.

Bei geplantem Kaiserschnitt: Nun wird es langsam Zeit, Abschied zu nehmen von deinem Gebärmutterzuhause. Vielleicht kommt es dir noch ein wenig früh vor und ich möchte dir erklären, warum wir uns dafür entschieden haben, diesen Weg mit dir gemeinsam zu gehen (hier kannst du deinem Baby von euren ganz persönlichen und individuellen Beweggründen für den Kaiserschnitt berichten). Auch wenn die Geburt für dich überraschend kommt und sehr viel schneller geht, als du vielleicht erwartet hast, versuche, dich nicht zu fürchten. Ich werden da sein und mich für dich öffnen, dich mit meiner Stimme und der Atmung begleiten. Kannst du unsere Bindung spüren? Auch wenn wir beide kaum aktiv sein werden, gehen wir diesen Weg gemeinsam und werden nach der Geburt versuchen, vieles nachzuholen.

Konzentriere dich nun wieder auf deine Atmung und komme zurück in die Gegenwart … Atme durch die Nase ein und über den Mund aus … Spüre die Atmung unter deiner Handfläche. Nimm dein Kind in deinem Bauch wahr. Spüre nach, wie es deinem Kind gerade geht. Wie geht es dir? Nimm dich selbst in deiner Umgebung nun wieder wahr. Öffne deine Augen und komm ganz zurück ins Hier und Jetzt.

Nach einem Kaiserschnitt oder einer schweren Geburt können ein Heilbad (Bonding-Bad), Osteopathie, spezielle Körpertherapie und Babymassage deinem Baby dabei helfen, die schwere oder fehlende Geburtserfahrung auszugleichen, und euch bei einem guten gemeinsamen Start unterstützen. Vielleicht kann deine Hebamme dich mit Informationen dazu und Adressen versorgen.

39. Woche: Der Scheinriese

Dein Baby ist nun etwa so groß wie eine Wassermelone. Es hat nur noch sehr wenig Platz und bewegt sich seltener, manchmal ruht es stundenlang.

Bald ist es geschafft. Spätestens jetzt sollte alles erledigt sein, was dir vor der Geburt noch wichtig war. Zeit, die Füße hochzulegen und sich verwöhnen zu lassen. Und Zeit für einen kleinen Rückblick:

Erinnerst du dich noch daran, wie es dir zu Beginn der Schwangerschaft ging? Ist es nicht toll, was du und dein Baby in den vergangenen Wochen alles geleistet und geschafft habt und wie sich viele Sorgen und Ängste relativiert haben? Noch einmal möchten wir dich auf eine kleine Reise einladen.

Allgemeine Tipps zum Lesen/Hören von Fantasiereisen findest du im Kapitel „Zum Gebrauch des Buchs"

Der Scheinriese

Setze oder lege dich bequem hin. Schließe deine Augen und atme mehrmals tief ein und aus.

Stell dir nun vor, du unternimmst frühmorgens eine Bergwanderung über saftig grüne Frühlingswiesen. Am Horizont kannst du die ersten Sonnenstrahlen über den Bergen erkennen, die den neuen Tag verkünden. Über deinem Kopf fliegen die letzten Nachtvögel in ihre warmen, weichen Nester. Unter deinen Füßen kannst du das angenehme weiche Gras spüren, das bei jedem deiner Schritte sacht nachgibt. Die ersten Sonnenstrahlen erwärmen langsam die nach frischen Blumen duftende Luft und lassen die schneebedeckten Berggipfel in der Morgensonne erstrahlen. Du bleibst einen Augenblick stehen, atmest ein paarmal tief ein und genießt dabei diesen wundervollen Moment, der nur dir alleine gehört.

Du gehst langsam weiter. Du schaust in die Ferne und entdeckst etwas, das nicht zu dieser Bergwelt gehört, und hältst einen kurzen

Moment inne. Du kannst eine Gestalt erkennen, die bereits aus dieser Entfernung riesengroß erscheint.

Ein Riese! Auch er hat dich gesehen und winkt dir zu. Du fürchtest dich ein wenig vor ihm, zögerst einen Augenblick, doch dann beginnst du, ganz langsam auf ihn zuzugehen.

Etwas Seltsames geschieht dabei. Je näher du dem Riesen kommst, desto kleiner wird er, und sein Gesicht wird mit jedem deiner Schritte freundlicher.

Als du nur noch einige Schritte von ihm entfernt bist, bemerkst du, dass er fast auf deine Größe geschrumpft ist, vielleicht sogar noch ein wenig kleiner ist als du. Er ist ein netter älterer Herr mit einem langen weißen Bart und er begrüßt dich herzlich. Er freut sich, dass du den Mut gehabt hast, auf ihn zuzugehen und nicht vor ihm weggelaufen bist, wie es so viele andere tun, da er ein Scheinriese ist. Aus der Ferne betrachtet wirkt er groß und ein wenig grimmig, doch je mehr man sich ihm nähert, desto kleiner und freundlicher wird er.

Du nimmst deinen Rucksack, packst deine Decke, Getränke und Speisen aus und zusammen genießt ihr den beginnenden Tag. Er erzählt dir von wunderschönen Wanderwegen, die nur er kennt. Wer aber den Mut aufbringt, zu ihm zu kommen, der kann diese wunderschönen Wanderwege auch finden.

Langsam wird es Zeit, dich wieder auf den Heimweg zu begeben. Du packst deine Sachen in deinen Rucksack und verabschiedest dich von ihm. Der nette ältere Herr wünscht dir alles Gute und flüstert dir zum Abschied ins Ohr, dass ihr euch bestimmt irgendwann wiedersehen werdet. Vielleicht erkennst du ihn dann nicht sofort, aber wenn du wieder den Mut aufbringst, auf ihn zuzugehen, wirst du merken, dass er es ist.

3
25 26 27 28 29 30 31 32 33 34 35 36 37 38 **39** 40 41/42

40. Woche: Meditation in die vier Himmelsrichtungen

Bei seiner Geburt wiegt ein Baby zwischen 2800 und 4000 Gramm und ist zwischen 48 und 54 Zentimeter lang. Lass dich nicht von den Ultraschallangaben verunsichern. Nach oben und unten kann das reale Gewicht bis zu 20 Prozent vom geschätzten Ultraschallgewicht abweichen. Das gilt auch für den Kopfumfang. Hinzu kommt, dass sich unter der Geburt dein Körper und der deines Babys sehr gut aufeinander abstimmen, dass oft auch vermeintlich große Babys noch gut durch die Geburtspassage kommen. Lass dich also nicht von einem vorausberechneten Gewicht verrückt machen. Vertrau dir und deinem Baby, ihr seid ein gutes Team!

Für die Geburt ist es wichtig, dass du ganz bei dir bist, im Hier und Jetzt. Kraft für deine Geburt bekommst du durch Dankbarkeit und Zuversicht und von den Menschen, auf die du dich jetzt verlassen kannst.

Wenn du magst, kannst du die nachfolgende Meditation in die vier Himmelsrichtungen machen und dir die damit verbundenen Kraftquellen für die Geburt bewusst machen.

Die folgende Meditation ist am schönsten, wenn du dir einen Platz in der Natur suchst, von dem du einen guten Blick in alle vier Himmelsrichtungen hast. Wenn möglich, führe die Meditation im Stehen durch (wenn dir das nicht möglich ist, kannst du dich auch auf einen Hocker oder Stuhl setzen).

Meditation in die vier Himmelsrichtungen
Richte deinen Blick zunächst nach **Süden.** Bleibe eine Weile nach Süden hin ausgerichtet. Dort erreicht die Sonne ihren höchsten Stand, aber auch die Sterne und der Mond. Dieser höchste Stand währt nur einen kurzen Augenblick. Der Süden ist Mittag, ist Sommer, ist „Hier und Jetzt", Gegenwart. Im Süden stehen nachts die Sternbilder der gegenwärtigen Jahreszeit.

3
25 26 27 28 29 30 31 32 33 34 35 36 37 38 39 **40** 41/42

Auch die Gegenwart währt nur einen Augenblick. Ich bin in der Lage, Gegenwart wahrzunehmen. Das „Hier und Jetzt". Mich nicht mit den Gedanken im Gestern oder Morgen zu verlieren. „Lebe jetzt!", sagt der Süden.

Wenn du magst, kannst du den Süden und seine Kraft mit einer Verbeugung begrüßen. Bleibe noch einen Moment nach Süden hin geöffnet, spüre einige Atemzüge lang dieser Kraft nach.

Dann wende dich wie die Sonne, der Mond und die Sterne in ihrem Lauf nach **Westen.** Die Himmelsrichtung, in der alle Gestirne „untergehen", wo der Tag sein Ende findet. Im Westen findest du nachts die Sternbilder der vergangenen Jahreszeit. Die entsprechende Tageszeit ist der Abend, die Jahreszeit der Herbst. Der Westen steht für Dankbarkeit, Vergangenheit, das Fließende und für das Element Wasser.

Vom Wasser können wir lernen, beweglich zu bleiben, mit dem Sein zu fließen, loszulassen.

Der Sommer vergeht, aber er hinterlässt seine Spuren in Samen und Früchten, in denen Neues keimt. Der Herbst ist die Zeit der Ernte, des Resümees. Was war, loslassen, ziehen lassen – aber es darf Spuren in uns hinterlassen. Es wird allmählich Zeit, deine Schwangerschaft dankbar loszulassen, um deinem Kind den Weg ins Tageslicht zu ermöglichen.

Wenn du magst, kannst du den Westen und seine Kraft mit einer Verbeugung begrüßen. Bleibe nach Westen hin geöffnet, spüre einige Atemzüge lang dieser Kraft nach. Vielleicht gibt es aktuell etwas zu verabschieden, das du jetzt ziehen lassen kannst.

Dann wende dich wie die Gestirne im Laufe von Tag und Nacht nach **Norden.** Im Norden stehen immer die gleichen Sternbilder, in der Mitte sogar ein und derselbe Stern, wie die Nabe eines großen Himmelsrades: der Polarstern. Er ändert seine Stellung im Laufe eines Menschenlebens nicht.

Im Norden erreichen Sonne und Mond ihren tiefsten Stand unter dem Horizont, die Gestirne ziehen sich dort ins Unsichtbare zurück. Im Norden ist die Nacht zu Hause – und der Winter.

Im Winter zieht sich das Leben in seine Wurzeln zurück.

Der Norden steht für die Mitte. Diese Mitte in uns bleibt still, so viel sich auch um uns dreht. Sie bleibt der ruhende Pol, wie der Polarstern in der Mitte des Himmels. Um ihn dreht sich alles: Morgen, Mittag, Abend, Nacht; Frühling, Sommer, Herbst und Winter. Er selbst bleibt davon unberührt, jenseits von Werden und Vergehen. Die Zeitqualität im Norden steht daher für Zeitlosigkeit und Verlässlichkeit. Dazu gehören auch die Menschen, auf die du dich jederzeit verlassen kannst.

Wenn du magst, kannst du den Norden und das, was er versinnbildlicht, mit einer Verbeugung begrüßen. Richte dich eine Weile nach Norden aus. Spüre in deine Mitte.

Nun wende dich nach **Osten,** wie die Gestirne, nachdem sie aus der Tiefe des Nordens wieder auftauchen. Im Osten beginnt der Tag, im Osten steigen die Sternbilder aus der Unsichtbarkeit des Nordens in den Himmel auf. Abends siehst du im Osten die Sternbilder der kommenden Jahreszeit. Alles Neue nimmt von dort seinen Anfang. Der Morgen, der Frühling. Der Osten steht für Zukunft, Zuversicht, Vorfreude.

Was auf uns zukommt, ist noch nicht geformt. Die Freude, aber auch alle Aufgaben, die uns gestellt werden, sind in der Zukunft als Möglichkeiten bewahrt.

Wenn du magst, kannst du den Osten und alles Kommende mit einer Verbeugung begrüßen.

Verweile ein paar Atemzüge lang offen nach Osten und entwickle das Vertrauen, dass alles, was kommt, gut ist und genau richtig für dich und dein Baby – als Chance zum Lernen und Wachsen.

Danach beende die Übung mit drei tiefen Atemzügen.

41./42. Woche: Wenn dein Baby sich Zeit lässt

Dein Baby macht es sich gemütlich. Seine Entwicklung ist abgeschlossen, jetzt legt es nur noch an Gewicht und Länge zu. Die meisten Ärztinnen und Ärzte wollen dich jetzt alle zwei Tage in ihrer Praxis sehen, um zu kontrollieren, ob es dem Baby weiterhin gut geht.

Wie gesagt, die wenigsten Babys halten sich an den errechneten Geburtstermin, an Zeitvorgaben oder Terminkalender. Dies kann gerade nach einer vorangegangenen Verlusterfahrung eine große emotionale Herausforderung für dich sein, von der dein Bauchbewohner jedoch nichts ahnt.

Was sind die Gründe dafür, dass eine Schwangerschaft nicht am errechneten Termin endet?

- Die Geburtsterminberechnung geht vom ersten Tag der letzten Periode aus. Der Eisprung und die mögliche Befruchtung können jedoch variieren.
- Ungenaue Werte bei den Ultraschallmessungen können ebenfalls dazu führen, dass das Alter des Kindes um einige Tage vor oder zurück liegt.
- Jedes Kind entwickelt sich in seinem ganz eigenen Tempo. Auch das kann die Dauer einer Schwangerschaft beeinflussen.
- Hormonhaushalt und Stoffwechsel der Mutter können ebenso eine Rolle spielen.
- Der normale Geburtszeitraum ist zwei Wochen vor und zwei Wochen nach dem errechneten Termin, der nur eine Messgröße ist.
- Vielleicht spielen auch emotionale Gründe eine Rolle.

Was kannst du jetzt für dich und dein Baby tun?

Wichtig ist, dass du und dein Baby nun engmaschig kontrolliert werdet (vom Frauenarzt, der Frauenärztin oder der Hebamme).

Solange es Mutter und Kind körperlich und emotional gut geht, spricht nichts dagegen, beiden ein wenig Zeit mehr zu geben.

- Wie geht es dir emotional in dieser Situation?
- Was brauchst du, um mit einem guten Gefühl etwas länger warten zu können?
- Möchtest du die Geburt gerne einleiten lassen oder einen Kaiserschnitt?

3
25 26 27 28 29 30 31 32 33 34 35 36 37 38 39 40 **41/42**

- Informiere dich ausführlich bei deiner Hebamme, im Geburtshaus, beim Frauenarzt, der Frauenärztin und in der Klinik über die Möglichkeiten, die dir jetzt zur Verfügung stehen.
- Nimm dir die Zeit und die Ruhe, die du brauchst, um dein Bauchgefühl wahrzunehmen. Hast du alles erledigt, was du vor der Geburt erledigen wolltest?
- Sind alle Menschen da, die dich bei deiner Geburtsreise begleiten und unterstützen sollen?
- Gibt es eventuell weitere Themen oder Ängste aus der letzten Schwangerschaft oder Geburtsreise, die angeschaut und aufgelöst werden wollen?
- Frage dein Kind, ob es noch Zeit braucht und warum. Was fehlt ihm vielleicht noch, um voller Vertrauen loslassen zu können.

Im Englischen übersetzt man Wehe unter anderem mit „labor", also Arbeit, und das trifft im Grunde zu. Geburt ist (Körper-)Arbeit. Diese kann mal leichter und mal anstrengender sein, mal mehr und mal weniger Spaß machen. Im Grunde hängt dies oft von mehreren Faktoren ab. Manche können wir beeinflussen, andere nicht immer. Hilfreich ist jedoch sicher, die Prozesse des eigenen Körpers zu verstehen und die Rahmenbedingen so gut es geht zu optimieren.

Wusstest du zum Beispiel, dass Geburt und der weibliche Orgasmus etwas gemeinsam haben? Für beides brauchen wir eine große Portion des Kuschelhormons Oxytocin. Was nicht gleichbedeutend damit ist, dass jede Geburt einem Orgasmus gleicht. Jede Frau erlebt Geburt sehr individuell und jede Geburt unterscheidet sich, so wie auch jedes Kind, das geboren wird, sich unterscheidet von allen anderen. Setze dich hier also bitte nicht selbst unter Druck und bedenke, dass dein Kind sein ganz eigenes Tempo, seine eigenen Pläne einbringt. Alles kann, nichts muss …

Dennoch empfiehlt es sich, einmal genau hinzuschauen: Was würdest du für dich brauchen und wie wäre es, dies unter der Geburt für dich bestmöglich umzusetzen?

Zum Beispiel:

- eine entspannte Atmosphäre
- eine sichere Umgebung, Geborgenheit
- der richtige Partner
- Vertrauen in dich selbst und deinen Körper

- weibliche Energie und Selbstliebe
- Ruhe
- angenehmes Licht
- Wärme
- kein Zeitdruck
- Selbstbestimmung

Was fällt dir noch ein, was wichtig für dich ist?

Wie viele Punkte sind aktuell erfüllt? Was könntest du noch optimieren?

Was könnte dir helfen, in den nächsten Tagen gut für dich zu sorgen?

Auch Endorphine (Schmerzhemmer und Stimmungsaufheller) sind hilfreich unter der Geburt und werden von deinem Körper selbst produziert. Umgangssprachlich wird dieses Hormon auch oft Glückshormon genannt. Bestimmte Schlüsselreize lösen die vermehrte Produktion dieses Hormons unter der Geburt aus. Unterstützen kannst du die Endorphin-Ausschüttung zum Beispiel indem du lächelst, dich bewegst, Bitterschokolade und Bananen nascht, deine eigenen Grenzen überwindest.

Auch Vitamin D und Sonnetanken können hier einen positiven Effekt haben.

Was löst bei dir Glückshormone aus? Und welche Erfahrungen können dir hier von unter der Geburt nützlich sein?

3
25 26 27 28 29 30 31 32 33 34 35 36 37 38 39 40 **41/42**

Was dir jetzt guttun könnte

- Geburtsvorbereitende Massage
- Akupunktur
- Osteopathie
- Alles, was dir hilft dich noch weiblicher und schöner zu fühlen (Besuch beim Frisör, Maniküre, Pediküre, ein Wellnesstag, guter Sex, ein schönes Vollbad…)

Herzen füllen

Womit möchtest du dein Herz heute füllen?

Zeichne ein großes Herz auf ein Blatt Papier und schreibe alles Positive hinein, was dir in den Sinn kommt.

Stärkungsübung

Stelle dich barfuß und etwa hüftbreit auf. Spüre den Boden unter deinen Füßen. Nun stelle dir vor, wie aus den Füßen, Wurzeln in die Erde hineinwachsen. Sie werden größer und gehen tiefer. Egal welcher Sturm aufkommt: Du wirst Halt haben, geerdet sein. Beim Einatmen kannst du nun über deine Wurzeln alles in dich aufsaugen, was du brauchst und dich kräftigt. Während du beim Ausatmen alle Ängste über deine Wurzel an den Boden abgeben kannst.

3
25
26
27
28
29
30
31
32
33
34
35
36
37
38
39
40
41/42

Suche dir in der 41. und 42. Woche bewusst Übungen unseres Buches aus, die dir gutgetan haben und die du noch einmal machen möchtest. Bleibe vor allem so entspannt wie möglich. Dein Kind wird dir signalisieren, wann es deinen Bauch verlassen möchte.

Welche Übungen oder Infos, welche Werkzeuge waren für dich in den letzten Wochen und Monaten am hilfreichsten? Schreibe hier auf, was dir jetzt und unter der Geburt hilfreich sein könnte:

3
25
26
27
28
29
30
31
32
33
34
35
36
37
38
39
40
41/42

Das Baby ist da

Das Baby ist da. Geschafft, du hältst es in den Armen, es fühlt sich unglaublich schön an. So zart. Und es riecht so gut. Eine neue Zeitenrechnung beginnt. Ein neuer Lebensabschnitt beginnt.

Name: ______________________________

Geburtsdatum: ______________________________

Geburtszeit: ______________________________

Geburtsort: ______________________________

Größe: ______________________________

Gewicht: ______________________________

Augenfarbe: ______________________________

Haarfarbe: ______________________________

So war das Wetter während unserer Geburtsreise:

____

Diese Ähnlichkeiten hat er/sie mit seinem/ihrem Himmelsbruder / seiner/ihrer Himmelsschwester:

____

Dauer der Geburtsreise: ______________________________

Besonderheiten: ______________________________

Mit dabei waren: ______________________________

3
25 26 27 28 29 30 31 32 33 34 35 36 37 38 39 40 **41/42**

Meine Gedanken und Gefühle, als ich dich zum ersten Mal in meinen Armen

halten konnte: ____

Papas erste Gedanken: ____

Unser erstes Foto von dir:

3
25
26
27
28
29
30
31
32
33
34
35
36
37
38
39
40
41/42

TEIL III
GUT GERÜSTET FÜR DIE GEBURT UND DIE ERSTEN WOCHEN ZU DRITT

Gut vorbereitet auf die Geburt

So sehnsüchtig erwartet und gleichzeitig oft mit so vielen Sorgen und Ängsten belegt: die Geburt.

Wird diesmal alles gut gehen? Werden wir es bis zum Schluss schaffen? Werde ich ein gesundes Baby in den Armen halten dürfen? Ist es sinnvoller, bis zum errechneten Geburtstermin zu warten, oder plane ich lieber eine Einleitung oder einen Kaiserschnitt? Welcher Geburtsort ist der richtige? Kann ich meinem Körper und meinem Bauchgefühl vertrauen?

Wie es dir bei dem Gedanken an die bevorstehende Geburtsreise geht, hängt sicherlich von mehreren Faktoren ab. Entscheidend ist jedoch das Erleben der vorangegangenen Geburt.

Vielleicht ist es für Außenstehende nicht immer nachzuvollziehen, doch auch eine stille Geburt kann sehr magisch, kraftvoll und positiv erlebt werden, besonders dann, wenn sie gut begleitet wird und die Eltern sich nicht in all ihrem Schmerz allein gelassen fühlen müssen. Das Wissen um die eigene Kraft und Selbstbestimmung – auch und gerade in Ausnahmesituationen – wird zu einer wertvollen Ressource.

Hat eine Frau bereits übergriffige und traumatische Geburtserfahrungen sammeln müssen, werden sich die abgespeicherten Emotionen wahrscheinlich immer deutlicher zeigen, je näher der Geburtstermin rückt.

Spüre nach, wie es dir mit dem Thema Geburt geht. Welche Gedanken und Gefühle kommen da in dir hoch?

Was hast du bei deinen bisherigen Geburtserfahrungen als positiv und stärkend erlebt?

____

____

____

Wir möchten dich einladen nachzuspüren, was es für dich braucht, um dich für deine Geburtsreise gut vorzubereiten.

(Solltest du an dieser Stelle merken, dass dieses Thema dich sehr herausfordert, suche dir eventuell psychotherapeutische Hilfe, die dich ganz unterstützen kann, traumatische Erfahrungen aufzulösen.)

Um gut vorbereitet und selbstbestimmt zu sein, braucht es Wissen und Vertrauen.

Hier findest du eine Liste mit Themen rund um die Geburt

☺ – Hier habe ich bereits genug Informationen

☹ – Hier brauche ich noch mehr Informationen

Besprich dich mit deinem Partner, deiner Doula, deiner Hebamme, deinen Ärztinnen oder Ärzten. Hole alle deine Geburtspartner und -partnerinnen sowie die Schwangerschaftsbegleiter mit ins Boot.

Eine Geburt ist nicht planbar, aber du kannst dich gut vorbereiten und die verschiedenen Möglichkeiten vorab genau betrachten.

Vielleicht bereiten dir einzelne Themen Unbehagen, dann mache dir bewusst, dass auch negative Gefühle nützliche Wegweiser sein können. Atme tief durch und schau gerade hier einmal genau hin, was hinter deiner Angst und Ablehnung stecken könnte.

Themen – Geburt

Selbstbestimmung	☺ ☹
Kaiserschnitt	☺ ☹
Geplanter Kaiserschnitt	☺ ☹
Oxytocin und wie es mir bei der Geburt hilft	☺ ☹
Musik tut mir gut	☺ ☹
Vor- und Nachteile der vorzeitigen Einleitung	☺ ☹
Vertrauen in mich und meinen Körper	☺ ☹
Über den Termin gehen, ist (k)eine Option für mich	☺ ☹
CTG (permanent oder sporadisch)	☺ ☹
Dammschnitt	☺ ☹
Wehentropf	☺ ☹
Ich brauche zur Entspannung …	☺ ☹
Geburtsort	☺ ☹
Privatsphäre ist mir …	☺ ☹
Ich bin mir meiner Wünsche und Bedürfnisse klar	☺ ☹
Vorbereitung auf die Babyflitterwochen	☺ ☹
Wünsche an meinen Geburtspartner	☺ ☹
Wir sind gut vorbereitet auf das Elternsein	☺ ☹
Wünsche an das medizinische Personal (die Kundin ist Königin)	☺ ☹

Tragekurs, Säuglingspflege, Stillvorbereitung, Babys verstehen lernen … Was brauche(n) ich/wir? Welcher Kurs würde mir/uns Spaß machen?	☺ ☹
Mein(e) Geburtspartner ist/sind …	☺ ☹
Stillen	☺ ☹
Ich bin die Hauptperson	☺ ☹
Wassergeburt	☺ ☹
Ich besitze Gebärkompetenz	☺ ☹
Familienzimmer	☺ ☹
Geburt ist Bewegung	☺ ☹
Ambulante Geburt	☺ ☹
Mein Baby und ich sind ein gutes Team (jeder hat 50 Prozent Anteil an der Geburt)	☺ ☹
Kinderarzt/Kinderärztin	☺ ☹
Bonding	☺ ☹
Spontane Geburt	☺ ☹
Nabelschnur auspulsieren lassen	☺ ☹
Kliniktasche	☺ ☹
PDA – Was sind mögliche Vor- und Nachteile?	☺ ☹
Welche Alternativen zur PDA gibt es	☺ ☹
Essen &Trinken für die Geburtsreise	☺ ☹
Natürliche Schmerzmittel, Homöopathie	☺ ☹

Vitamin K – Welche Informationen brauche ich? ☺ ☹

Natürliche Plazentageburt ohne Oxytocingabe …
Was spricht dafür, was dagegen? ☺ ☹

Einleitung/Geburt beginnt von selbst. Welche Gedanken habe ich hierzu?
Was brauche ich an Fachinformationen? ☺ ☹

Baderitual nach Kaiserschnitt ☺ ☹

Beleghebamme ☺ ☹

Hebamme für die Zeit nach der Geburt ☺ ☹

Die Plazenta bleibt in der Klink / möchte ich mit nach Hause nehmen ☺ ☹

Hormone und wie sie mir bei der Geburt helfen ☺ ☹

Ich verstehe die Geburtsprozesse ☺ ☹

Vor- und Nachteile des vorzeitigen Öffnens der Fruchtblase ☺ ☹

Blasensprung ☺ ☹

Wochenfluss ☺ ☹

Geburtspositionen ☺ ☹

Akupunktur, geburtsvorbereitende Massage, Homöopathie, Bachblüten,
Phytotherapie … Was ist das richtige für mich? ☺ ☹

Die Wahl des richtigen Geburtsortes

Wähle den Geburtsort mit Bedacht. Du solltest dich sicher und geborgen fühlen.

> *„Dort wo zwei Menschen sich lieben möchten,*
> *ist der beste Platz zum Gebären."*
> Michel Odent

Hin und wieder müssen wir Abstriche machen und Kompromisse eingehen, doch gibt es immer einen gewissen Spielraum, den du gestalten kannst.

Wo möchtest du entbinden?

- zu Hause
- Geburtshaus
- Klinik ohne Kinderstation
- Klink mit Kinderstation
- Brauche ich einen völlig anderen Ort zur Geburt als beim letzten Mal, damit mich die Erinnerung nicht triggert?
- Möchte ich genau denselben Ort wählen, weil ich mich hier immer gut aufgehoben gefühlt habe und alle uns und unsere Geschichte kennen und mir das zusätzliche Sicherheit gibt?

Welche Informationen benötigst du noch für eine Entscheidung?

Hier haben wir einige Fragen gesammelt, die dir beim Nachspüren und bei deinen Entscheidungsprozessen helfen können. Prüfe, welche Aspekte dir wichtig sind:

- Wie wirkt die Klinik / das Geburtshaus auf mich? Fühle ich mich hier wohl?
- Wer wird mich hier begleiten?
- Darf ich mehr als eine vertraute Person mit an diesen Ort nehmen?
- Kann ich mich unter der Geburt frei bewegen?
- Gibt es ein Seil, einen Ball, Gebärhocker, einen gemütlichen Platz …?
- Gibt es eine Badewanne/Gebärwanne?
- Wie oft werden routinemäßige Interventionen vorgenommen – und welche? Wie weit kann ich mitbestimmen?
- Wie ist der Betreuungsschlüssel?
- Welches medizinische Fachpersonal steht mir hier zu Verfügung?
- Wie viel Zeit hat die Hebamme voraussichtlich für mich?
- Haben wir Raum für Privatsphäre?
- Bin ich ständig ans CTG angeschlossen? Gibt es ein Funk-CTG?
- Wie häufig kommt es zu Dammschnitten, Kaiserschnitten, Zangen- oder Saugglockengeburten?
- Lässt man hier die Nabelschnur auspulsieren?
- Wie bald nach der Geburt findet die erste Neugeborenen-Untersuchung, die U1 statt?
- Welche Abläufe erwarten mich nach der Geburt?
- Gibt es eine Kinderklinik? Wie schnell ist diese zu erreichen?
- Gibt es KinderärztInnen, die uns nach der Geburt betreuen könnten?
- Welche Möglichkeiten gibt es, mich bei einer natürlichen, spontanen Geburt zu unterstützen?
- Welche Methoden gibt es zur Schmerzbekämpfung?
- Gibt es Familienzimmer?
- Wie viel Privatsphäre haben wir nach der Geburt? Gibt es Zeit für Bonding?
- Fühle ich mich ernst genommen und in meinen persönlichen Wünschen und Bedürfnissen unterstützt?
- Welche Medikamente werden mir oder meinem Kind routinemäßig verabreicht?

- Gibt es eine Stillberaterin?
- Welche Untersuchungen werden nach der Geburt bei meinem Kind vorgenommen?
- Gibt es einen von Hebammen geleiteten Kreißsaal?

Im Falle eines Kaiserschnitts:

- Ist eine geplante Bauchgeburt nach Wehenbeginn, ohne festen Termin möglich?
- Wie viele Begleitpersonen dürfen mit in den OP?
- Welche Routineabläufe erwarten mich?
- Werde ich zu irgendeiner Zeit allein (ohne eine mir vertraute Person) sein?
- Dürfen wir Fotos im OP machen?
- Welche Methode wird beim Kaiserschnitt angewendet?
- Wie sieht es mit dem Bonding nach der Geburt aus?
- Werden Kinderärzte/Kinderärztinnen vor Ort sein?
- Wo wird mein Kind untersucht, behandelt?
- Gibt es ein Baderitual für mich und mein Baby nach dem Kaiserschnitt?
- Wann dürfen wir nach Hause?
- Kann mein Partner nach der OP den Rest meines Klinikaufenthaltes bei mir bleiben und mich bei der Versorgung unseres Kindes unterstützen?

Im Falle einer Hausgeburt oder Geburtshausgeburt:

Möchtest du im Geburtshaus oder zu Hause entbinden, solltest du so früh wie möglich (in den ersten Wochen der Schwangerschaft) Kontakt mit einer Hebamme aufnehmen, da die Plätze meist schnell vergeben sind.

- Welche gesundheitlichen Voraussetzungen müssen mein Baby und ich erfüllen?
- Wie ist der Betreuungsschlüssel unter der Geburt und im Wochenbett?
- Welche Vorbereitungen muss ich treffen?
- Falls es nicht läuft wie geplant: Wie werden ich und mein Kind medizinisch versorgt?
- Mit welcher Klinik besteht eine Kooperation?
- Welche Schmerzmittel stehen mir zu Verfügung?

- Wo sehe ich meine Vorteile (mehr Geborgenheit, mehr Selbstbestimmung, Entspannungsmöglichkeiten, vertraute Begleitpersonen, familiäre Umgebung, intensive Betreuung ...)?
- Welche Nachteile sehe ich?
- Können Geburtspool, Gebärhocker besorgt werden?
- Wie weit möchte ich Geschwisterkinder während der Geburt einbeziehen?

Weitere Fragen, Gedanken, die du klären möchtest:

____

____

____

____

Entwirf deinen persönlichen Fragen-/Check-Katalog und besichtige frühzeitig verschiedene Geburtsorte. Bitte vorab um persönliche Gespräche. Hierzu empfiehlt es sich, bereits frühzeitig eine Geburtswunschliste zu erstellen.

Geburtswunschliste für die Folgeschwangerschaft

Vielleicht ist dir der Begriff Geburtswunschliste oder Geburtsplan schon einmal begegnet. Viele Kliniken bieten auch Gespräche zur Geburtsplanung an. Wir haben diese Geburtswunschliste einmal speziell für die Geburtsreise in der Folgeschwangerschaft angepasst.

Der folgende Geburtsplan ist sehr ausführlich und soll dazu dienen, dir die große Bandbreite der Möglichkeiten aufzuzeigen. Wenn du magst, markiere die für dich wichtigen Stellen in diesem Kapitel einfach mit einem Textmarker.

Stell dir am Ende deinen eigenen Geburtsplan daraus zusammen.

Damit du gut nachspüren kannst, was für dich passt, ist der Text in Ich-Form geschrieben. Natürlich haben wir die Väter auch hier nicht vergessen.

Hole dir alle Informationen, die du brauchst, und nimm dir Zeit, dir darüber klar zu werden, was dir für dich und dein Kind wichtig ist.

Du hast ein Recht auf eine selbstbestimmte, heilsame Geburt. Gib die Verantwortung dafür nicht ab. Fachleute sollten dir zu jeder Zeit beratend zur Seite stehen, ohne dir dabei zu diktieren, was du tun musst. Wichtig ist, dass du dich zu jeder Zeit ernst genommen, sicher und wertgeschätzt fühlst. Die Kundin ist auch hier Königin.

Zwar ist eine Geburt nicht planbar, doch du kannst dich gut vorbereiten, Weichen stellen und herausfinden, was dir guttut und dich erdet, auch dann, wenn das Schicksal andere Pläne hat. Geburt ist Hingabe, Loslassen, Vertrauen, Mut, Kraft und Liebe.

Mach dir noch einmal bewusst:

- Du bist, nach all deinen Erfahrungen, eine neue Frau. In dir wächst ein neues Kind. Gemeinsam schreibt ihr ein neues, anderes Kapitel.
- Geburt ist Teamarbeit. 50 Prozent Anteil hast du, 50 Prozent dein Kind.
- Nicht immer stimmen die Pläne und das Tempo überein. Das ist nicht schlimm, sicher findet ihr euren Rhythmus. Vielleicht gibt es medizinische oder emotionale Gründe, (vorzeitig) in den Geburtsprozess einzugreifen. Erinnere dich daran, dass dein Baby Teil des Geschehens ist. Teile ihm deine Ängste, Sorgen, Freuden und alle Entscheidungen mit.

> *„Geburt ist wie über eine sehr schmale Brücke gehen – es können dich Menschen zur Brücke begleiten, es können dich welche am anderen Ende in Empfang nehmen, aber über die Brücke gehst du mit deinem Kind allein."*
>
> Sprichwort

Bevor es ins Detail deiner Geburtsplanung geht, beantworte für dich diese Fragen:

- Was brauchst du, um dich optimal auf die Geburt vorbereiten zu können?
- Welche Geburt stellst du dir für dich vor (womit fühlst du dich wohl)?

- Was ist aktuell die größte Herausforderung für dich, wenn du an die Geburt denkst?
- Welche Ressourcen bringst du mit? Wie kannst du von deiner/deinen bisherigen (Geburts-)Erfahrung(en) profitieren? Was war positiv und hilfreich?
- Was könnte dir helfen, bei veränderten Situationen bei dir zu bleiben?
- Was wünschst du dir von deinen Geburtspartnern?

Beispiel zur Gestaltung einer Geburtswunschliste

Name: ________________ *Ort/Datum:* ________________

Liebes Klinikpersonal, liebe Hebammen, liebe Ärztinnen und Ärzte,

wir kennen uns noch nicht, dennoch habe ich voller Vertrauen Sie und diese Klinik / dieses Geburtshaus für die Geburt meines (zweiten, dritten ...) Kindes ausgewählt. Mein letztes Kind musste ich (vor, während, nach der Geburt) zu den Sternen ziehen lassen. Daher ist diese Geburt sehr besonders für mich und voller Emotionen. Damit Sie mich bestmöglich unterstützen können, habe ich meine Wünsche, Vorstellungen und Ängste hier formuliert.

Ich bitte Sie, diese zu respektieren und bei Personal- und Schichtwechsel weiterzugegeben. Natürlich bin ich jederzeit für Ihre Vorschläge und Tipps offen und freue mich auf unsere gemeinsame Zeit.

- *Meine Gesundheitsgeschichte, Erfahrungen, Ängste: …*
- *Folgende Medikamente vertrage ich nicht, lehne ich ab: …*
- *Ich habe diesen Geburtsort gewählt, weil ...*
- *Das war besonders schön und hilfreich bei meiner letzten Geburt: …*
- *Das habe ich als sehr unangenehm und störend empfunden: …*
- *Meine Ängste sind: …*
- *Diese Personen sollen mich bei meiner Geburtsreise (Kreißsaal/OP) begleiten: …*
- *Sonstiges: …*
- *Wichtige Telefonnummern: …*
- *Folgende Unterlagen befinden sich im Anhang (Mutterpass, Allergieausweis, Ärztebrief): …*

Mögliche Wünsche für eine spontane Geburt (Beispielliste):

- *Mein Wunsch ist, dass mein Kind selbst entscheidet, wann es geboren werden möchte. Da ich nicht absehen kann, wie belastend ich die letzten Tage der Schwangerschaft empfinden werde, möchte ich vorab auch über alternative Möglichkeiten informiert werden.*
- *Sollte ich über den errechneten Geburtstermin gehen, bitte ich darum, die Geburt nicht nach den Leitlinien einzuleiten, sondern individuell mit mir/uns gemeinsam von Tag zu Tag zu schauen.*
- *Jede Geburt ist anders. Ich bitte Sie um Geduld und Zeit, um unseren (Mutter und Kind) individuellen Geburtsprozess zu begleiten.*
- *Ich wünsche mir jede Unterstützung und Stärkung, die ich für eine natürliche und selbstbestimmte Geburt brauche.*
- *Ermöglichen Sie mir bitte viel Ruhe und wenig Störung bei meiner Wehenarbeit. Daher bitte ich um möglichst wenige, routinemäßige Interventionen ________________ (hier kannst du Untersuchungen nennen, die nur wenn medizinisch unbedingt notwendig und nach Möglichkeit nicht oder nur selten durchgeführt werden sollen).*
- *Ich wünsche mir Hebammen/Ärzte/Ärztinnen, die eine positive Einstellung zur natürlichen Geburt haben und meiner Gebärkraft vertrauen.*
- *Bitte klären Sie mich ausführlich über alle Methoden zur Schmerzlinderung auf, über die Sie verfügen.*
- *Unter der Geburt möchte ich über jedes Handeln / jeden Eingriff vorab informiert werden und – gemeinsam mit meinem Mann/Partner – ausreichend Bedenkzeit haben, da dies für uns eine ganz besondere Zeit ist.*
- *Ich möchte mich jederzeit mit meinen Wünschen und Bedürfnissen wertgeschätzt fühlen.*
- *Es sollen sich keine unnötigen Personen im Kreißsaal aufhalten, da dieser ein geschützter Raum für mich ist und meine Intimsphäre gewahrt sein soll.*
- *Ich möchte mich jederzeit nach Bedarf frei bewegen können und auch vom Personal dazu ermutigt werden.*
- *Ich möchte keinen routinemäßigen Dammschnitt und wünsche mir eine gute Unterstützung vor unnötigen Geburtsverletzungen.*
- *Ich möchte die Gelegenheit für ein Entspannungsbad haben und die Option auf eine Wassergeburt.*

- *Das Licht soll gedämpft sein.*
- *Ich möchte mein Kind nach der Geburt selbst aufnehmen.*

Mögliche Wünsche für eine Geburtseinleitung:
Wird versucht, die Geburt künstlich einzuleiten, gibt es mehrere Möglichkeiten. Besprich dich vorab ausführlich mit deiner Hebamme und deinem Gynäkologen, da all dies Einzelfallentscheidungen sind und immer sehr ganzheitlich auf dich und dein Kind geschaut werden sollte.

- Was ihr zu Hause versuchen könnt (unter anderem):
  - Sex haben. Da werden Hormone ausgeschüttet, die auch für Wehen verantwortlich sind, so könnt ihr selbst versuchen, die Geburt in Gang zu bringen.
  - Einen Einlauf machen (Klistiere gibt es in jeder Apotheke). Der aktiviert die Darmtätigkeit, das wiederum wirkt sich auf die Aktivitäten der Gebärmutter aus.
- Gängige medizinische Methoden in der Klinik:
  - Hormongel in die Vagina streichen (Prostaglandin)
  - Prostaglandingel in den Muttermund streichen
  - Tropf mit dem Wehenhormon Oxytocin verabreichen
  - Eine mechanische Methode ist die sogenannte Eipollösung, dabei wird während einer vaginalen Untersuchung die Haut der Fruchtblase vom Muttermund oder Rand der Gebärmutter gelöst – dabei werden Geburtshormone ausgeschüttet.
  - Außerdem kann die Fruchtblase künstlich geöffnet werden, auch das kann Wehen auslösen.
    Eine wichtige Voraussetzung für eine erfolgreiche Einleitung ist, dass Mutter und Kind innerlich JA dazu sagen. Und dass der Muttermund und die Portio (Zervix) geburtsbereit sind.

Manchmal kann es ein wenig dauern, bis die Geburt in Gang kommt. Richte dich daher darauf ein, dass du eventuell ein paar Tage in der Klinik verbringen wirst. Was brauchst du / braucht ihr, um dich/euch wohl und geborgen zu fühlen? Was muss vorab organisiert werden?

Hier eine Beispielliste:

- *Ich wünsche mir (in Absprache mit meiner Hebamme) zunächst natürliche Mittel für eine Geburtseinleitung.*

- *Bitte erklären Sie mir ausführlich die Vor- und Nachteile aller möglichen medizinischen Interventionen.*
- *Ich möchte ausreichend schlafen können. Auch Entspannung und Kuschelzeit sind hilfreich für meine Geburt. Ich bitte daher um ein Einzelzimmer, Intimsphäre sowie die Möglichkeit, spazieren gehen zu können.*
- *Manchmal kommen künstlich hervorgerufene Geburtswellen sehr plötzlich und kraftvoll. Ich bitte um Möglichkeiten der (natürlichen) Schmerzlinderung.*
- *Sollte die Einleitung nicht den gewünschten Erfolg erzielen, bitte ich um Zeit und Ruhe, um mich von meinem Wunsch der vaginalen Geburt verabschieden zu können und mich und mein Kind auf den Kaiserschnitt einzustimmen.*

Mögliche Wünsche für die Nachgeburtsphase / das Bonding im Falle einer Vaginalgeburt:

- *Ich möchte mein Baby nach der Geburt selbst aufnehmen. Sollte ich dazu nicht in der Lage sein, soll dies mein Mann tun.*
- *Die Nabelschnur soll auspulsieren und erst danach abgeklemmt werden.*
- *Ich (mein Partner) möchte die Nabelschnur durchtrennen.*
- *Die Plazenta soll ohne Einwirkung durch medizinisches Personal geboren werden.*
- *Ich lehne die routinemäßigen Gaben von Medikamenten ohne Intervention an mir und meinem Kind ab.*
- *Mund- und Rachenraum unseres Kindes sollen nicht unnötig abgesaugt werden.*
- *Das Baby soll nicht gebadet, gewickelt oder angezogen werden (keine Verwendung eines Frotteehandtuches): Ich möchte mein Baby Haut auf Haut spüren.*
- *Ich möchte in keinem Fall in den ersten Stunden nach der Geburt von meinem Kind getrennt werden. Ich möchte das Baby in Ruhe begrüßen und anlegen, ohne von Fremden gestört zu werden.*
- *Die U1 soll frühestens nach dem ersten Stillen erfolgen.*
- *Folgende Kontrollen, Untersuchungen sind uns wichtig: ...*
  - *Hier kannst du zum Beispiel sagen, ob dein Kind Vitamin K bekommen soll oder nicht (das wird normalerweise nach der Geburt gemacht) oder ob es Augentropfen bekommen soll (die in vielen Kliniken routinemäßig verabreicht werden).*

- *Meine Plazenta möchte ich sehen und mit nach Hause nehmen.*
- *Ich möchte Nabelschnur(-Blut) und Plazenta der Klinik spenden.*
- *Ich möchte ambulant entbinden. / Ich möchte aufgrund vorheriger Erfahrungen bis Tag ________________ in der Klinik bleiben.*

Mögliche Wünsche für eine Bauchgeburt (Kaiserschnitt)

Nutze die Zeit vor dem Kaiserschnitt, um dich auf die bevorstehende Geburt einzustimmen. Dusche ausgiebig und widme dich voller Liebe deinem Bauch und der Stelle, an der später die Kaiserschnittnarbe sitzen wird. Verabschiede dich von der Zeit der Schwangerschaft und begrüße den neuen Lebensabschnitt.

Verbinde dich mit deinem Baby. Atme tief durch die Nase in deinen Bauch und über den Mund lang aus. Stell dir vor, dein Herz öffnet sich wie eine Blüte. Mach sie weit auf. Lege nun eine Hand auf dein Herz und die andere auf deinen Babybauch. Erinnere dich an euer Herzensband, so bist du jederzeit verbunden mit deinem Kind. Öffne nun auch deinen Bauch wie eine Blüte. Ganz sanft und weich gibst du dein Kind frei.

- *Ich wünsche mir einen Kaiserschnitt bei Wehenbeginn / nach Absprache.*
- *Ich wünsche mir einen Kaiserschnitt mit Vollnarkose/Spinalanästhesie oder Periduralanästhesie (PDA).*
- *Es ist mir wichtig, eine Klinik mit Zertifikat „Babyfreundliches Krankenhaus“ auszuwählen.*
- *Bitte legen Sie den Blasenkatheter erst, wenn die Betäubung wirkt.*
- *Für die spätere Aufarbeitung meiner Geburt, ist es mir sehr wichtig, Fotos/Videoaufnahmen zu haben.*
- *Bitte geben Sie mir die Antibiose erst, nachdem mein Kind geboren ist, um ihm unnötige Medikamente zu ersparen.*
- *Ich bitte um Ruhe und Respekt.*

- *Verzichten Sie auf das Festschnallen beider Hände, vielleicht könnte mein Geburtspartner meine Hand festhalten, sollte ich zu stark zittern.*
- *Senken Sie das Tuch zum Sichtschutz so weit, dass ich mein Kind sehen kann.*
- *Ich möchte mein Kind gleich in den Arm gelegt bekommen.*
- *Ich möchte zu keiner Zeit alleine sein und wünsche mir eine zweite vertraute Person im OP. Sollte ich keine zwei Begleitpersonen gleichzeitig mit in den OP nehmen dürfen, soll meine Doula die Möglichkeit haben, in steriler Kleidung vor dem OP zu warten, um gegebenenfalls für meinen Mann aufzurücken.*
- *Wenn es nicht unbedingt nötig ist, bitte ich Sie darum, das Absaugen von Mund und Nase meines Kindes zu unterlassen.*
- *Im OP würde ich gerne eine von mir mitgebrachte Musik hören, dies hilft mir, besser mit meiner Angst umzugehen.*
- *Bitte sprechen Sie immer mit mir, für mich ist all dies keine alltägliche Situation.*

Mögliche Wünsche für die Zeit nach der Geburt / dem Bonding im Falle einer Bauchgeburt

Beispielliste

- *Ich möchte eine/keine Stammzellenentnahme.*
- *Ich möchte eine/keine Beimpfung zur Förderung der normalen Kolonisierung (sogenanntes vaginal Seeding).*
- *Mein Baby soll nicht gewaschen, gewickelt oder angezogen werden, sondern sofort nackt auf meine Brust oder die meines Mannes zum Bonding kommen.*
- *Die U1 soll frühestens nach zwei Stunden beziehungsweise nach dem ersten Stillen durchgeführt werden.*
- *Ich möchte meinem Kind schon im OP die Möglichkeit geben, an meiner Brust zu saugen.*
- *Meine Plazenta möchte ich sehen und mit nach Hause nehmen.*
- *Mein Mann soll stets beim Baby bleiben – auch wenn eine sofortige medizinische Versorgung des Babys notwendig sein sollte.*
- *Auch nach der Zeit im OP wünsche ich mir ein ungestörtes Bonding und ein Heilbad für mich und mein Kind.*
- *Ich möchte nach der Geburt Unterstützung und Begleitung durch eine Stillberaterin.*

- *Ich bitte für mehr Bewegungsfreiheit (Thromboseprophylaxe) und zum Schutz vor Infektionen um ein schnelles Ziehen meines Blasenkatheters.*
- *Ich möchte nach der Geburt so schnell wie möglich nach Hause. / Ich möchte aufgrund vorheriger Erfahrung bis Tag … in der Klinik bleiben.*
- *Folgende Kontrollen, Untersuchungen sind uns wichtig: …*
  - *Hier kannst du zum Beispiel sagen, ob dein Kind Vitamin K bekommen soll oder nicht (das wird normalerweise nach der Geburt gemacht) oder ob es Augentropfen bekommen soll (die in vielen Kliniken routinemäßig verabreicht werden).*
- *Bitte erklären Sie mir alle Interventionen, die Sie bei mir und meinem Kind vornehmen.*

Mögliche Wünsche für die Wöchnerin-Station

Beispielliste

- *Ich möchte die Möglichkeit des 24-Stunden-Rooming-in und Bonding, wofür ich eine Bettsicherung benötige.*
- *Ich lehne das Zufüttern in jeglicher Form sowie einen Beruhigungssauger ab, auch wenn ich im Fall einer Vollnarkose nicht gleich in der Lage sein sollte, mein Kind anzulegen.*
- *Folgende Kontrollen, Untersuchungen sind uns besonders wichtig: … (Hier kannst du auch noch mal gezielte Fragen an das Fachpersonal stellen).*
- *Gerne würde ich ein Einzelzimmer beziehungsweise ein Familienzimmer beziehen / ambulant entbinden.*
- *Ich möchte mein Kind gerne voll stillen und wünsche mir dazu jede mögliche Unterstützung. Vorzugsweise von einer Stillberaterin.*
- *Sollte ich von meinem Kind getrennt sein, ist es mir wichtig, meine Milch abpumpen zu können und sie meinem Kind zukommen zu lassen.*
- *Sollte ich wegen der Gabe von Medikamenten die Milch verwerfen müssen, unterstützen Sie mich bitte dabei, die Milchproduktion in Gang zu halten, bis ich mein Kind wieder anlegen darf.*
- *Ich möchte, dass wir, mein Mann und ich, über alles informiert werden, was an unserem Kind vorgenommen werden soll.*
- *Bei meiner Entlassung möchte ich bitte eine Kopie des Geburtsberichtes mit nach Hause nehmen.*

Eine Geburt ist nicht planbar

Du bist dabei, die Geburt deines Kindes mitzuerleben. Das ist wunderbar. In der Vergangenheit musstest du die schmerzliche Erfahrung eines großen Verlustes durchleben. Vielleicht hast du die letzte Geburtsreise oder die erste Zeit danach als traumatisch erlebt. Manchmal ist das Gefühl der Ohnmacht (ohne Macht), noch tief verankert. Trotz großer Vorfreude begleiten dich sicher ganz andere Sorgen und Gedanken durch diese Schwangerschaft als beim letzten Mal. Daher ist es wichtig, gut nachzuspüren, was du brauchst. Man kann bekanntlich am besten für andere sorgen, wenn man für sich selbst gut sorgt.

Du bist ein wertvoller, wichtiger Teil des Geburtsteams (dies wird dir deine Frau sicher bestätigen). Allein deine Anwesenheit wird ihr guttun!
Sei ihr nah ... in Gedanken, mit Blicken und Berührung. Mach ihr Mut und lobe sie. Umsorge sie mit deiner Liebe ebenso wie mit Essen und Trinken (wichtig für den Kreislauf). Geburt ist anstrengender als einen Marathon laufen, aber deine Frau und dein Kind sind beide bestens ausgestattet. Erinnere deine Frau an ihre Atmung: Das hilft zu entspannen, lindert Schmerzen, gibt Kraft (auch wichtig für euer Kind). Hilf ihr, sich zu erden. Setze dich für ihre Wünsche ein (Geburtsplan).
Hole dir alle Informationen, die du brauchst.
Was wünscht sich deine Frau ganz konkret von dir?
Wo sind deine Ängste, Grenzen?
Was brauchst du für dich, um sie gut zu unterstützen?
Was lief aus deiner Sicht positiv bei der letzten Geburtsreise?

Zeit zu packen

Wieder ein Meilenstein: Bereite dich bewusst auf die Geburtsreise vor und lasse Vorfreude zu. Hast du schon angefangen, deine Geburtstasche zu packen? Was fehlt dir noch, was hast du schon? Du findest im Internet und in jedem Schwangerschaftsratgeber meist seitenweise Listen für die Kliniktasche und vielleicht ist das Taschepacken auch gar nicht neu für dich. Daher fassen wir uns an dieser Stelle kurz und listen nur unsere Highlights für dich auf:

- Musik, deine Lieblingsfantasiereisen und Entspannungsübungen aus dem Buch, MP3-Player, Kopfhörer, Ladekabel
- deine persönlichen Affirmationskarten und Gegenstände zur Stärkung
- Essen für dich und deinen Partner / deine Partnerin (zum Beispiel Bananen, klein geschnittenes Obst, Kekse, Müsliriegel, Traubenzucker, Pfefferminz- oder Zitronenbonbons)
- Getränke (zum Beispiel stilles Wasser, Wehentee, Säfte, Cola …)
- Strohhalme (damit du in jeder Position unkompliziert einen Schluck trinken kannst)
- Lippensalbe
- Brille (für Kontaktlinsenträgerin)
- Geburtswunschliste
- Wechselwäsche
- Eiswürfel nach Geschmack zum Lutschen (Thermoskanne)
- Kleidung, Mützchen für die Heimfahrt, je nach Jahreszeit
- Autositz (übt vorher, ihn im Auto festzuschnallen)
- Handy, Fotoapparat, Ladekabel
- Kleingeld (lass unnötige Wertsachen zu Hause)

Sie werden dich gut versorgen und sich neben dem Fachpersonal um deine Bedürfnisse unter der Geburt kümmern.

Vergiss nicht, auch eine Portion Vertrauen und Selbst-Vertrauen einzupacken.

Hast du genug Informationen und Wissen zusammengetragen oder brauchst du noch etwas?

Und nicht zu vergessen: Liebe.

Ja, die Liebe wird sicher dabei sein. Sie hat dich hierher geführt und war deine ständige Begleiterin. Sie macht dich mutig und stark.

Einstimmung auf das Leben mit dem Baby zu Hause

Erlaube dir, den Gedanken an die Zeit mit einem lebendigen und gesunden Baby zuzulassen!

Freude und Leid liegen manchmal sehr dicht zusammen. Dein so ersehntes Baby ist endlich da. Und doch wird dir vielleicht gerade jetzt noch einmal bewusst, dass jemand fehlt. Hinzu kommt, dass dir die Hormone einen Streich spielen können: Die Schwangerschaftshormone nehmen ab, die für die Stillzeit nehmen zu. Der Körper stellt sich von schwanger auf nicht mehr schwanger um. Und die Rückbildung der Organe ist im vollen Gange. Zudem gibt es viel zu lernen, zu erfahren und zu erleben.

Abschied und Neubeginn liegen oft ganz dicht beieinander. Vielleicht haben die Geburt, der Schlafanzug oder die Flut an Emotionen dich an deine Grenzen gebracht. Sollte das so sein, ist dies völlig okay. Hab ein wenig Geduld mit dir selbst. Diese Tage werden oft als Heultage bezeichnet. Es darf also auch geweint werde. Du befindest dich in einem Übergangsprozess und da geht es schon mal stürmisch, emotional und herausfordernd zu. Doch darin liegt auch eine Chance zu wachsen.

Du hast sehr lange auf dein Baby gewartet. Du hast dir diese erste Zeit mit deinem Baby so oft in den schönsten Farben ausgemalt und herbeigesehnt. Sei nicht enttäuscht, wenn es nicht gleich rundläuft und hab bitte kein schlechtes Gewissen, wenn du mal erschöpft und genervt bist. Das ist menschlich. Sorge stets gut für dich, denn auch jetzt gilt: Nur wer gut für sich und seine Bedürfnisse sorgt, kann gut für andere sorgen. Übe dich darin, immer wieder nachzuspüren, was deine Bedürfnisse sind. Arbeitet als Team zusammen. Suche dir die Unterstützung, die du brauchst. Das ist nie ein Zeichen von Schwäche.

> *„Es braucht zwei Menschen, ein Kind zu zeugen, und ein Dorf, um es ins Leben zu begleiten."*
> Sprichwort

Wer gehört zu deinem „Dorf" (Partner, Eltern, Freunde, Hebamme, Doula, Stillberaterin, Babysitter …)? Schreibe hier alle mit Namen auf, die dich in diesen ersten Wochen und Monaten mit deinem Baby unterstützen:

___

___

___

Vielleicht magst du Wochenbettwunschkarten an Familie und Freunde verteilen. Schöne vorgefertigte Gutscheine für dein Wochenbett findest du unter *www.printsandprincess.de*
Außerdem findest du unter *www.ein-guter-Anfang.com* ein sehr schönes Impuls-Karten-Set für deine Wochenbettzeit mit den Themen: Selbstfürsorge, Stolz, Freude, Veränderung, Abgrenzung, Bindung, Herausforderungen.

Die Wochenbett-Babyflitterwochen

Die ersten zwölf Wochen nach der Geburt werden auch Wochenbettflitterwochen oder das vierte Schwangerschaftsdrittel genannt. Das ist die Zeit des Mutter-/Eltern-Werdens.

Wie in den Flitterwochen geht es hier um verliebt sein, Rückzug, ganz viel kuscheln und sich kennenlernen. Es geht um das Einstimmen auf einen neuen Lebensabschnitt. Wie in den anderen Flitterwochen sind Besucher nur bedingt erwünscht.

Nimm dir diese Schutzraumzeit, um

- dich zu erholen, die Schwangerschaft und Geburt zu verarbeiten und zu heilen,
- Kraft zu sammeln,
- Zeit für die Hormonumstellung und Rückbildung zu haben,
- das Stillen zu genießen,
- dein Kind kennenzulernen,
- dich an deine neue Rolle zu gewöhnen,
- zu trauern, um das Sternenkind, welches nicht bei dir sein kann,
- dich zu freuen über das Kind in deinem Arm,
- dich und dein Baby zu feiern.

- Wähle deine Besucher mit Bedacht (Stress und Hektik können Einfluss auf die Milchbildung und Babys Verdauung haben).
- Schlafe immer dann, wenn dein Baby schläft.
- Achte auf Hygiene. Wechsel die Binden alle zwei Stunden und wasche die Hände nach jedem Toilettengang.
- Vermeide körperliche und emotionale Belastungen.
- Schone deinen Beckenboden: Entleere häufig deine Blase, liege viel, hebe und trage nichts, das schwerer wiegt als dein Kind, stehe über die Seite auf.
- Gönne dir kleine Auszeiten nur für dich (zum Beispiel mit einem kleinen Spaziergang). Achte darauf, in Balance zu bleiben.

Im Wochenbett bist du

- Wohlfühlbeauftragter,
- Türsteher,
- Zimmerservice,
- Bademeister,
- Koch,
- Terminmanager,
- Tröster,
- bester Freund und
- Schlafplatz für dein Baby.

Nimm auch du dir Zeit für dich und eure Babyflitterwochen. Nicht nur, um deiner Partnerin eine wertvolle Stütze zu sein, sondern auch, um Zeit zu haben, in deiner neuen Rolle anzukommen und dein Kind kennenzulernen.

Deine Partnerin genießt die ersten acht Wochen nach der Geburt Mutterschutz. Achte darauf, dass sie sich in dieser Zeit schont und sich ausreichend ernährt. Ihr Körper und ihre Seele müssen sich von Schwangerschaft und Geburt erholen und auch die Hormonumstellung und Milchbildung kostet viel Energie.

Ermögliche ihr nach dem Wochenbett, an einem Rückbildungskurs ohne Baby teilzunehmen. Die Auszeit wird ihr guttun und gibt dir die Möglichkeit, euer Baby mal nur für dich zu haben.

Dein Baby und das Wochenbett

Stell dir vor, du wanderst aus, in ein weit entferntes Land. Alles ist anders, das Klima, das Essen, die Sprache, die Umgebung, die Kultur. Das ist aufregend und spannend, wunderbar, schön und manchmal auch beängstigend und ungewohnt. Gerade in den ersten Wochen wird dein Baby hin und wieder (Gebärmutter-)Heimweh haben. Darum braucht es ebenso den Schutzraum der Wochenbettflitterwochen und vor allem eure Nähe. Ganz viel Kuscheln, Nähe, Ruhe, Liebhaben und etwas Gebärmutterfeeling helfen ihm sicher dabei, sich gut bei euch einzuleben.

Vorbereitung für die erste Zeit zu Hause

Vor allem bei einer ambulanten Geburt ist es wichtig, sich auf die Zeit zu Hause gut vorzubereiten. Hier ein paar Dinge, an die du vorab denken solltest:

- Wochenbetthebamme finden
- Stillvorbereitungskurs besuchen
- Säuglingspflegekurs besuchen
- Mütterpflegerin, Haushaltshilfe organisieren (Krankenkasse)
- Kinderarzt/Kinderärztin (für die U2, 3.–10. Tag, und Fersenblutscreening)
- Erste-Hilfe-Kurs besuchen
- Vorräte einkaufen, vorkochen, Adressen vom Lieferservice bereithalten
- Aufgaben verteilen
- Babyflitterzimmer/Rückzugsort vorbereiten (frisches Bettzeug, Blumen ...)
- Anträge: Krankenkasse für euer Kind, Eltern- und Kindergeldanträge (ausdrucken, vorbereiten … spart Zeit im Wochenbett)
- Bei der Vorbereitung der Geburtsanzeige und Karten könntest du dein Sternenkind einbeziehen, wenn du möchtest. Der Neuankömmling macht auch ein Sternenkind zum großen Bruder / zur großen Schwester – beide Biografien sind miteinander eng verbunden.

Was braucht (d)ein Baby in den ersten Wochen nach der Geburt?

> *„Das Wichtigste und Wertvollste für dein Baby findest du in keinem Geschäft, sondern in deinem Herzen: Zeit, Achtsamkeit, gaaaanz viel Liebe und Nähe."*
>
> Manuela Lommen

- Kinderbett/-beistellbett oder Balkonbett (ein Babybett, das am Elternbett angehängt wird)
- feste Matratze
- Schlafsack (passend zur Raumtemperatur/Jahreszeit)
- zwei bis drei Packungen Wegwerfwindeln Größe 1 oder Stoffwindelset oder Windelfrei-Zubehör

Für Unterwegs

- eventuell Tragetuch/-hilfe für das Neugeborene
- Kinderwagen
- Autositz

Vorbereitung auf das Stillen

> *„Stillen ist wie tanzen lernen. Wichtig sind Körperkontakt, die Liebe zueinander und ein gemeinsamer Rhythmus. Zu Beginn sind beide manchmal unbeholfen, doch wenn beide die Schritte können, finden sie zueinander und werden eine Einheit."*
>
> M. Orlowski

> *„Mut ist Angst, plus einen Schritt."*
>
> Mischa Mittenberger

Was du dir sonst noch Gutes tun kannst

Therapeutische Frauenmassage (TFM)

Du kannst dir und deinem Baby mit einer Therapeutischen Frauenmassage (TFM) eine extra Portion Glückshormone (Oxytocin, Endorphine) bescheren und eine kleine Auszeit vom Alltag genießen.

Körper und Geist sind untrennbar miteinander verbunden. Tun wir dem einen Teil etwas Gutes, profitiert der andere. Und wenn es dir auf allen Ebenen gut geht, bekommt dies auch dein Baby mit, zumal beim Bauchmassageteil dein Baby gleich mit massiert wird. Durch die Möglichkeit, einmal ganz bei sich zu sein und nachzuspüren, zu visualisieren, in Kontakt mit dir und deinem Baby zu treten, kann diese gemeinsame Auszeit zur Stärkung der Mutter-Kind-Bindung beitragen.

TFM ist eine sanfte und ganzheitliche Massage, speziell für den weiblichen Körper entwickelt aus der Technik von Joseph B. Stephenson (1874–1956) und Dr. Growi Motha (London), und ist Bestandteil der Gentle-Birth-Methode (Sanfte Geburt).

TFM kann sehr vielfältig eingesetzt werden, nicht nur in der Geburtsvorbereitung. Auch in der Trauerbegleitung dient sie als wunderbares Werkzeug der Körperarbeit.

Mögliche Vorteile der TFM:

- Verspannungen und Blockaden im Nacken, Kreuzbein, Bauch und Beckenboden werden gelöst.
- Muskeln und Bänder werden sanft gelockert.
- Du sammelst Kraft für deine Geburt.
- Du machst dir dein Potenzial bewusst.
- Du bringst deine Lymphe in Fluss.
- Du nimmst deine innere Mitte bewusster wahr.
- Dein Selbstbewusstsein wird gestärkt.
- Du intensivierst den Kontakt zu deinem Baby.
- TFM hilft dir, belastendes leichter loszulassen.
- Es werden schmerzlindernde Endorphine ausgeschüttet.
- Es werden körpereigene Regulierungsprozesse der Hormone unterstützt.
- TFM stärkt die Mutter-Kind-Bindung.
- Entspannung fördert einen besseren Schlaf.

Die verschiedenen Massagegriffe können variiert und gezielt eingesetzt werden, sodass eine Massage während der kompletten Schwangerschaft möglich ist. Ab der 36. Woche kann TFM gezielt zur Geburtsvorbereitung eingesetzt werden. Einem entspannten Körper, frei von Blockaden mit einer ausbalancierten Mitte, fällt es leichter, sich unter der Geburt zu öffnen, und so kann all dies den Geburtsverlauf positiv beeinflussen. TFM ist sicher eine schöne Möglichkeit, dir auch in den oft beschwerlichen letzten Wochen der Schwangerschaft selbst etwas Gutes zu tun. Im Wochenbett eignet sich die TFM hervorragend, um wieder in die eigene Mitte und Balance zu kommen. Besonders hilfreich ist sie bei Stillschwierigkeiten und Verspannungen nach der Geburt.

Folgeschwangeren-Treff

Zusammen ist man weniger allein. Vielleicht konntest du diese positive Erfahrung bereits in einer Trauergruppe oder im Rückbildungskurs für Sternenmütter machen. Es tut einfach gut, sich mit anderen in einer ähnlichen Situation auszutauschen. Sorgen und Ängste zu benennen, sie laut auszusprechen, lässt sie meist kleiner werden. Schau dich in deiner Umgebung nach einem Folgeschwangeren-Treff um. Hier kannst du dich meist nicht nur austauschen und Kontakte knüpfen, sondern bekommst auch wertvolle Tipps und Hilfestellungen. (Kontakt: Praxis Körperhafen oder Hope's Angel: s. Kapitel „Netzwerke, Adressen, Ansprechpartner")

Doula-Begleitung

Eine Folgeschwangerschaft erfordert häufig eine intensive Begleitung durch Ärzte und Hebammen. Doch manchmal reichen all die Vorsorgetermine allein nicht aus, um mit den vielen Emotionen und Ängsten zurechtzukommen. Eine Doula kann hier eine hilfreiche Unterstützung sein. Als erfahrene Mutter und geschulte Begleiterin kümmert sie sich um die emotionalen und physischen Bedürfnisse der Frau in der Schwangerschaft und unter der Geburt. Sie hilft der werdenden Mutter dabei, (wieder) in ihre eigene Kraft zu kommen, und fördert gleichzeitig den Bindungsaufbau zum Kind. Auch viele Väter empfinden eine Doula als wertvolle Unterstützung. Eine Doula bleibt bei Bedarf zudem kontinuierlich die gesamte Dauer der Geburtsphase an der Seite der Gebärenden. Auch während des Wochenbetts ist die Doula für die junge Familie Ansprechpartnerin und Stütze.

Doulas werden unter anderem auf die Begleitung besonderer Geburten (Früh-, Fehl- und Totgeburten) sowie in besonderen Lebenssituationen (Frauen mit traumatischer Geburtserfahrung oder mit Missbrauchs- und Gewalterfahrung) geschult.

Die amerikanischen Ärzte und Wissenschaftler Marshall und Phyllis Klaus und John Kennel haben Anfang der 1970er-Jahre die Doula-Tradition wieder aufleben lassen. Heute gibt es bereits auf der ganzen Welt wieder Doulas.

In einer wissenschaftlichen Studie haben die beiden Ärzte zudem belegen können, dass durch die Anwesenheit einer Doula – auf Deutschland übertragen könnte man sagen: einer konstanten, wohlwollenden Begleitung –

- die Dauer einer Geburt im Durchschnitt um zwei Stunden kürzer ist,
- die Kaiserschnittrate um 50 Prozent sinkt,
- der Bedarf an schmerzstillenden Medikamenten geringer wird,
- Stress und Angstgefühle vermindert werden,
- der werdende Vater entlastet und die Paarbeziehung gestärkt wird,
- die Mutter-Kind-Bindung gestärkt wird.

(Quelle: „Doula – der neue Weg der Geburtsbegleitung" von Marshall und Phyllis Klaus und John Kennell)

Wichtig zu wissen ist noch, dass eine Doula nicht die Arbeit der Ärzte oder Hebammen ersetzen kann, sie ist vielmehr eine sinnvolle Ergänzung.

Mutterpflegerin

Hormonumstellung, Verarbeitung von Schwangerschaft und Geburt, neues Familiensystem, schlaflose Nächte, Milcheinschuss, eigene Erwartungen, Rückbildungsprozesse, Freude, Trauer … Im Wochenbett kann einem schon mal alles über den Kopf wachsen. Mittlerweile gibt es immer mehr Mütterpflegerinnen oder Familienlotsinnen, die speziell auf die Begleitung von Familien im Wochenbett geschult worden sind. Einige Krankenkassen übernehmen einen Teil der Kosten. Eine schöne Ergänzung zur Wochenbettbetreuung der Hebamme.

Eine Mütterpflegerin bietet Frauen und Familien in den ersten Wochen nach der Geburt praktische Hilfe und Unterstützung an. Sie

- kümmert sich um eine vollwertige Ernährung der Wöchnerin und der ganzen Familie,
- sorgt für Ordnung und geht einkaufen,

- unterstützt und berät bei Fragen zu Stillen, Säuglingspflege, Entspannung,
- kümmert sich um Geschwisterkinder,
- massiert die Wöchnerin,
- beantwortet pflegerische Fragen im Wochenbett,
- verfügt über Erste-Hilfe-Kenntnisse,
- hört zu, tröstet, ermutigt, kümmert sich um die Mutter und verwöhnt sie.

Im Kapitel „Netzwerke, Adressen, Links“ findest du Kontakte von AnsprechpartnerInnen.

Klopfakupressur

Die Klopfakupressur hilft, akute Ängste, Trauer, Wut und Stress aufzulösen. Diese Entspannungsform wird häufig als Selbsthilfemaßnahme in der lösungsorientierten Kurzzeittherapie angewandt. Also ein schnell wirksames Entspannungstool, das überall durchgeführt werden kann.

Der Amerikaner Gary Craig hat aus den Ursprüngen der Traditionellen Chinesischen Medizin (TCM) das Konzept der EFT (Emotional Freedom Techniques) entwickelt.

Hierbei können durch eigenständiges und sanftes Abklopfen mittels Zeige- und Mittelfinger körperliche und emotionale Blockaden gelöst und der Parasympathikus (dieser sorgt für Entspannung in unserem vegetativen Nervensystem) aktiviert werden. Gleichzeitig hilft dir diese Technik dabei, ganz im Hier und Jetzt zu sein. Geklopft wird entlang der Meridiane (Energiebahnen des Körpers) und bestimmter Akupressurpunkte.

Du kannst dich bei der ersten Anwendung von einem Klopftherapeuten begleiten lassen.

Schwangerschaftsfitness – Fit für den Geburtsmarathon

Schon im Rückbildungskurs für Sternenmütter konntest du erfahren, welch wunderbares Werkzeug in der Bewegung und der Stärkung der körperlichen Fitness liegt. Körperliche Bewegung kann uns dabei helfen, aus unserer emotionalen Ohnmacht herauszukommen. Über die Stärkung der körperlichen Kraft und Beweglichkeit fühlen wir uns auch emotional gleich stärker und beweglicher.

Geburt erfordert Hingabe und die Bereitschaft loszulassen. Vor allem aber ist Geburt Körperarbeit. Ein spezieller Fitnesskurs für Schwangere kann zudem eine optimale Vorbereitung für deine Geburtsreise sein und ganz nebenbei dein Wohlempfinden stärken. Bewegung fördert die Ausschüttung von Glückshormonen, wovon auch das Baby im Bauch profitiert. Außerdem lieben Babys, wenn Mama in Bewegung ist und sie so sanft hin und her geschaukelt werden. Gleichzeitig können das Herz-Kreislauf-System, Koordination, Atmung in einem speziellen Kurskonzept optimal trainiert werden. Wichtig sind in der Schwangerschaft gezielte Übungen zur Erhaltung der Muskelfunktionen, um typischen Schwangerschaftsbeschwerden und eventuell frühzeitigen Wehen vorzubeugen. Ein besonderer Fokus sollte immer auf die Beckenbodenarbeit gelegt werden.

Neben den speziell auf die Schwangerschaft ausgerichteten Fitnesskursen sind folgende Sportarten in der Schwangerschaft empfehlenswert:

- Nordic Walking
- Schwimmen
- Aquafitness
- Schwangerschaftsyoga
- Pilates
- Radfahren

Strenge dich nur so weit an, dass du weiterhin gut atmen und sprechen kannst. Achte gut auf die Signale, die dein Körper dir mitteilt. Jeder Körper reagiert anders auf Belastung und jede Frau ist unterschiedlich fit. Doch jede Frau ist die Expertin für ihren Körper.

Besprich dich vor Beginn eines Kurses mit deinem Arzt, deiner Ärztin oder deiner Hebamme und kläre, welche Sportart für dich geeignet ist und ob du etwas beachten solltest.

Osteopathie (Autor: Dennis Gülden)

Schwangerschaft und Trauerarbeit verändert einiges im Körper der Frau. Gerade nach einem erlittenen Verlust und einer erneuten Schwangerschaft wirst du sehr wahrscheinlich noch genauer auf deinen Körper und seine Veränderungen achten und viel sensibler reagieren.

Es finden Anpassungsprozesse in sehr vielen körperlichen Systemen statt. Wir finden Veränderungen im Hormonsystem, dem Organsystem, aber auch unser myofasziales System (dieses beschreibt die Faszien und die Muskulatur) ist Spannungsänderungen unterworfen. Diese verschiedenen Körpersysteme sollten im Idealfall gut aufeinander abgestimmt sein und gemeinsam funktionieren.

Stellen wir uns vor, eine Frau hat schon vor der Schwangerschaft zum Beispiel Rückenschmerzen, Darmprobleme oder eine Funktionsstörung im Kiefergelenk (Zähneknirschen in der Nacht oder ein Aufeinanderpressen der Zähne am Tag).

Auch ohne die neuen Veränderungen durch die Schwangerschaft musste der Körper der Frau schon viele Dinge ausgleichen und kompensieren. Diese Mechanismen können sich während der Schwangerschaft verstärken.

Das heißt, dass sich der weibliche Körper nicht nur auf die Schwangerschaft einstellen muss (darf), sondern auch die eventuell bereits vorhandenen körperlichen Beschwerden und seelischen Belastungen zusätzlich verarbeiten muss.

Neben vielen anderen hier im Buch beschriebenen Angeboten bietet die osteopathische Körperarbeit oder das SilentWaveCoaching eine weitere Möglichkeit, dir als Frau und werdende Mama etwas Gutes zu tun.

Mit osteopathischen Techniken haben wir die Chance, dem Körper und damit auch der Seele die Möglichkeit zu geben, mit diesen neuen Veränderungen besser zurechtzukommen. Je weniger Schmerzen, Bewegungseinschränkungen, Spannungen oder Stress unser Körper zu verarbeiten hat, desto „entspannter“ wird eine Schwangerschaft und wahrscheinlich auch eine Geburt ablaufen.

Mit sanften Berührungen und Mobilisationen werden Verspannungen und Anspannungen in der Muskulatur, dem Organ- und Fasziensystem gelöst, der Blut- und Lymphfluss angeregt, das Nerven- und Hormonsystem reguliert.

Dies sind nur einige Ideen, um zu zeigen, wie sinnvoll eine osteopathische Begleitung vor und nach einer Schwangerschaft sein kann.

Progressive Muskelrelaxation

Angst und Panik führen zum Aufbau von Muskelspannung. Umgekehrt liegt die Vermutung nahe, dass eine Abnahme von Muskelspannung zu einem Abbau von Angst führt. Und genau das ist der Fall: Entspannte Muskeln und Angst oder Panik schließen sich aus.

Wie aber lassen sich Muskeln ganz leicht entspannen? Und das ohne auf einen Masseur, eine Masseurin angewiesen zu sein? Eine der bewährtesten Methoden für die Entspannung der Bewegungsmuskulatur ist die Progressive Muskelrelaxation. Jeder hat im Wachzustand ein gewisses Maß an Spannung. Die Progressive Muskelrelaxation zielt darauf ab, eine Verringerung der Muskelspannung bis weit unter das tägliche Anspannungsniveau zu ermöglichen. Um das zu erreichen, spannst du in mehreren Schritten jeweils eine Muskelgruppe für 5–7 Sekunden an, das heißt, du lässt die körperliche Anspannung über das gegenwärtige Anspannungsniveau steigen. Achte darauf, wie sich diese Anspannung anfühlt. Dann lasse wieder los. Und nimm den Unterschied wahr. Die eben angespannten Muskeln haben einen natürlich angelegten Entspannungsimpuls erhalten. Der Spannungsgrad ist nun geringer als in der Ausgangssituation. Deine Muskeln entspannen nämlich ganz von selbst, wenn du sie zuvor mehrere Sekunden lang anspannst. Daher ist die Progressive Muskelrelaxation so etwas wie eine Zwangsentspannung für deine Muskulatur und funktioniert auch, wenn du Entspannungstechniken gegenüber skeptisch bist.

Die Progressive Muskelrelaxation ist eine Trainingsmethode. Wie so oft im Leben macht Übung den Meister. Wir empfehlen dir, die Progressive Muskelrelaxation in einem Kurs zu erlernen.

Autogenes Training

Das Autogene Training ist ein effektives Entspannungsverfahren des Hypnosearztes Johannes Heinrich Schultz. Beim Autogenen Training brauchst du dich im Gegensatz zur Progressiven Muskelrelaxation nicht zu bewegen. Du agierst ausschließlich über deinen Kopf – durch Gedanken, Vorstellungen und Erwartungen. Schultz machte in seinen Hypnosestudien die Beobachtung, dass es Menschen gab, die sich ohne sein Einwirken in einen Zustand versetzen konnten, der dem der Hypnose glich. Aus diesen Beobachtungen entwickelte Schultz die Technik des Autogenen Trainings, mit der du dich selbst in tiefe Entspannung versetzen kannst. Dabei redest du dir im wahrsten Sinne des Wortes Entspannung ein. Du denkst sieben formelhafte Sätze. Einer der Sätze verursacht ein angenehmes Schweregefühl in deinen Armen, jedoch nur wenn du den Satz in der Gegenwartsform formulierst. Sage dir nicht „Meine Arme werden hoffentlich gleich angenehm schwer", sondern „Meine Arme sind angenehm schwer". In dem Moment, in dem du dir einen solchen Satz sagst, widerspricht er natürlich noch der Realität. Dennoch tust du im Autogenen Training immer so, als ob der erwünschte Entspannungszustand bereits eingetreten ist. Dieses sogenannte So-tun-als-ob-Prinzip zieht sich durch das gesamte Autogene Training. Das regelmäßige Üben des Autogenen Trainings während der Schwangerschaft kann häufig auch Schmerzen während der Geburt reduzieren.

Zum Autogenen Training bieten die gesetzlichen Krankenkassen bezuschusste Präventionskurse an. Einen entsprechenden Kurs, der in der Regel von einem ausgebildeten Entspannungspädagogen durchgeführt wird, gibt es bestimmt auch in deiner Nähe. Wenn du nach einem Entspannungspädagogen / einer Entspannungspädagogin in deiner Nähe suchst oder selbst überlegst, dich zum Entspannungspädagogen weiterzubilden, kannst du uns, die Autoren, gerne anschreiben: *info@stress-management-school.de.*

Resilienztraining

Der Begriff der Resilienz kommt ursprünglich aus der Werkstoffkunde und charakterisiert die Eigenschaft eines Materials, seine ursprüngliche Form nach einer äußeren Einwirkung schnell wieder zurückzugewinnen. Auf den Menschen bezogen wird unter Resilienz die Fähigkeit verstanden, Krisen im Lebenszyklus unter Rückgriff auf persönliche und sozial vermittelnde Ressourcen zu meistern und als Anlass für Entwicklung zu nutzen.

Resiliente Menschen werden häufig als Stehaufmännchen bezeichnet. Auch in schwierigen Zeiten schaffen sie es, schneller als andere Menschen nach vorne zu blicken und handlungsfähig zu bleiben. Wichtige Resilienzfaktoren sind zum Beispiel

- eine zuversichtliche Lebenseinstellung,
- die Fähigkeit, seine Gedanken bewusst zu lenken,
- eine hohe Frustrationstoleranz,
- eine hohe Selbstachtung,
- die Fähigkeit zur Selbstregulation,
- Entspannungskompetenz,
- ein stabiles und unterstützendes soziales Umfeld,
- Kontaktfähigkeit und
- Lebensfreude.

Resilienztrainer sind in der Lage, dich und deine Resilienzfaktoren zu stärken.

Wünsch dir was

Vielleicht bist du bereits mit allen notwendigen Baby-Accessoires ausgestattet. Und doch möchten alle Freunde und Bekannten dir sicher etwas Schönes zur Geburt schenken. Vielleicht magst du dich selbst gern beschenken. Statt des x-ten Bodys oder Spielzeugs, das ihr im Grunde nie wirklich haben wolltet, kannst du dir etwas wünschen. Einem Baby ist es ohnehin völlig schnuppe, welche Farbe oder Marke der Strampler hat oder ob der Kinderwagen die Luxus-de-luxe-Supersonderausstattung besitzt. Alles, was sich ein Kind wünscht und was es braucht, sind entspannte und glückliche Eltern. Wie wäre es also, wenn du dir Gutscheine zur Geburt deines Kindes wünschst, von denen am Ende alle etwas haben.

Gutscheinideen

- TFM-Massage
- Osteopathiebehandlung Mutter und Kind
- Babymassagekurs
- Fensterputzer
- Lieferservice
- Wäsche bügeln
- Essen vorbeibringen
- Trageberatung
- Säuglingspflege
- Doula-Begleitung
- Entspannungskurs
- Coaching zur Stressbewältigung
- Grabpflege für dein Sternenkind während der Zeit, in der für dich das Schleppen voller Gießkannen und Blumenschalen körperlich zu anstrengend ist

Kreativ sein

Kreativ sein kann sehr heilsam sein. Gerade wenn uns vielleicht die Worte fehlen, können wir unseren Emotionen, Gefühlen und besonders der Liebe und Sehnsucht durch das Gestalten Ausdruck verleihen. Etwas Bleibendes und Einzigartiges schaffen. Eine Erinnerung, die genauso besonders wie dein Kind ist und war.

Lass dich ein und habe Freude daran, mit deinen Händen zu arbeiten.

Nach dem Tod eines Kindes bleiben die Eltern mit all ihrer Liebe und Fürsorge zurück, doch die muss gelebt werden, sie muss irgendwo hin, braucht ein Ventil. Man möchte so viel für sein Kind tun und kann es doch nicht. Bei einer weiteren Schwangerschaft wächst die Sorge, das verstorbene Kind würde ersetzt oder vergessen werden. Manchmal hört man auch von anderen Sätze wie „Na, da hast du ja jetzt dein Kind“ oder „Dann ist ja jetzt alles wieder gut“. Dabei ersetzt ein Kind ja nicht das andere.

Wir haben hier einige kreative Ideen für dich gesammelt, die eine Brücke zwischen deinen Kindern schlagen können.

- etwas basteln für das Grab deines Sternenkindes und das Kinderzimmer deines Erdenkindes, zum Beispiel ein Windspiel
- Body bedrucken mit: Mein großer Bruder/ Meine große Schwester ist ein Engel; oder: Ich bin der Bruder / die Schwester von; oder: Mein persönlicher Schutzengel heißt; oder: Mein Bruder / Meine Schwester hat Flügel
- T-Shirts zum Beispiel für die Großeltern: Oma/Opa von Himmelskind Tom und Erdenkind Lisa
- Erinnerungskissen sind Kissen in der Größe und mit dem Gewicht des Kindes bei seiner Geburt (Adressen hierzu findest du im Netzwerkteil)
- Erinnerungskisten gestalten für jedes Kind
- Windlichter mit Namen oder Bild gravieren lassen
- Geburtskarten gestalten
- Buchstaben mit Namen fürs Kinderzimmer gestalten
- einen Baum für jedes Kind pflanzen

Teelichter mit einer Botschaft für dich selbst oder zum Verschenken.
Du kannst ganz einfach eine Vorlage gestalten, zum Beispiel mit den Namen deiner Kinder oder einer kleinen Botschaft: ausdrucken, ausschneiden, mit einer Nadel oder einem Zahnstocher ein Loch für den Docht des Teelichts stechen, die Kerze auseinanderbauen, den Docht vorsichtig durch das Papier ziehen. Wachs darüberziehen und dann alles wieder in den Aluminiumbehälter legen. Fertig!
Sobald das Wachs flüssig wird, kannst du dein Motiv entdecken.
Bitte lasse die brennende Kerze nicht unbeaufsichtigt.

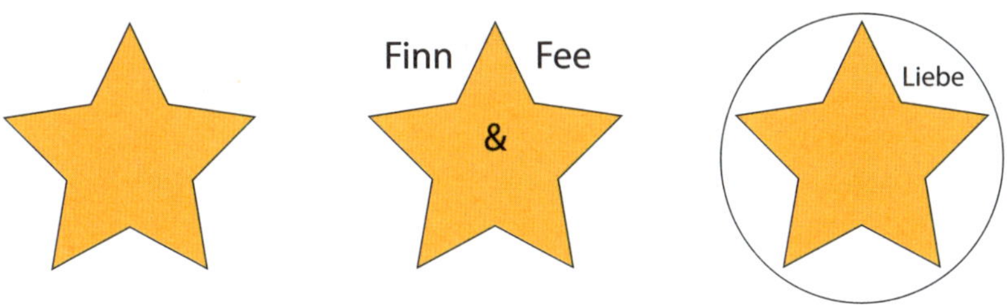

Kerze gestalten

Du kannst dir selbst eine Kerze gestalten, mit Kerzenwachsmotiven für die Geburtsreise. Mit der ersten Wehe wird die Kerze angezündet und sie brennt die gesamte Dauer der Geburt und begleitet dich. Später könnt ihr sie bei der Taufe oder an den Geburtstagen wieder anzünden. Auch hier können Symbole für dein Himmelskind einfließen. Oder du gestaltest für jedes Kind eine eigene Kerze.

Auch Fotos können auf Wachsplatten ausgedruckt werden.

Brief eines Kindes an seine Mutter

Liebe Mama,

du hast bereits viel erlebt, schwere Stürmen überstanden und bist durch ein großes Tal der Traurigkeit gewandert. Dein Weg zu mir war steinig und länger, als du erwartest hast. Und doch hast du nie aufgegeben und eine tiefe innere Sehnsucht hat dich zu mir geführt.

Nun kannst du mich schon bald in deinen Armen halten. Du glaubst gar nicht, wie sehr ich mich darauf freue. Und dann beginnt für uns beide ein großes und spannendes Abenteuer.

Noch ahne ich nichts von meinen großen Geschwistern und euren gemeinsamen Erfahrungen und Erlebnissen, aber ich bin begierig, alles davon zu erfahren. Denn auch sie sind ein Teil meiner Geschichte.

Nimm dir Zeit, mich kennenzulernen, und achte auf meine Bedürfnisse. Ohne dabei den Raum für deine Bedürfnisse aus den Augen zu verlieren.

Du darfst dir ruhig Auszeiten für dich und für meine Geschwister nehmen, weil ich weiß, dass du danach auch wieder ganz bei mir sein kannst.

Versuch, nicht zu viel zu vergleichen, und erinnere dich daran, dass ich eine ganz eigene kleine Person bin.

Erwarte bitte nicht zu viel von mir. Ich vermag es nicht, dich über den Verlust hinwegzutrösten, nur du selbst wirst dich trösten können. Doch ich leiste dir gerne Gesellschaft dabei.

Erkläre mir, warum du zwischendurch traurig bist, obwohl ich bei dir und gesund und munter bin. Ich verstehe schon so viel mehr, als du ahnst, und ich verkrafte und verzeihe dir auch Fehler, die einfach menschlich sind.

Hab keine Angst davor, mich nicht genug lieben zu können. Jedes Kind bringt seinen ganz eigenen Platz im Herzen mit.

Fühle dich nicht schuldig, wenn du glücklich bist und mit mir lachst. Oder für einen Moment alles um dich herum vergisst. Ich bin mir sicher: In deinem Herzen wird niemand vergessen.

Zermürbe dich nicht an der „Was wäre wenn"-Frage. Für manches im Leben wird sich keine Antwort finden lassen.

Genieße unsere gemeinsame Zeit. Gib mir die Nähe, die ich brauche, damit ich mich nicht allein fühle. Die Welt ist für mich noch unendlich groß und wenig berechenbar.

Tröste mich, wenn ich traurig bin, nur so werde ich mit der Zeit lernen, mich selbst zu trösten. Versuche, mich nicht vor allem Traurigen zu beschützen und zu bewahren, sondern zeige mir alles, was du durch die Trauer lernen durftest. Bestärke mich darin, dass hinter jeder noch so schwarzen Wolke immer ein blauer und strahlender Himmel verborgen liegt.

Sei respektvoll und feinfühlig im Umgang mit mir. Erinnere dich stets daran, dass Erziehung bedeutet, dass du mein Vorbild bist.

Achte gut auf mich und lerne, meine Sprache und Zeichen zu deuten, so wie auch ich mich bemühe, deine Sprache zu lernen. Rede mit mir auf Augenhöhe.

Sei mein Assistent, wenn ich spielend die Welt entdecke. Vieles möchte ich gern selbst ausprobieren.

Zeige mir immer wieder aufs Neue, dass ich dir vertrauen kann, und traue auch mir etwas zu.

Schütze mich vor Gefahren und gib mir gleichzeitig einen sicheren Raum für mein Streben nach Autonomie.

Freu dich mit mir über meine Neugierde. Und vor allem: Hab Geduld mit mir und mit dir, wenn es länger braucht, bis wir vertraut miteinander werden. Mit der Zeit werde ich dir immer öfter zeigen, dass ich mich bei dir und durch dich sicher fühle. Dann kann ich mutig und ebenso auch mal geduldig sein, weil ich weiß, dass du für mich verlässlich da bist!

PS: Auch du bist mit dem Brief angesprochen, Papa. Auf dich freue ich mich genauso wie auf Mama.

Stärkende Nahrung

Achte während deiner Folgeschwangerschaft und im Wochenbett auf Nahrung, die dir Kraft gibt. Der Körper gibt dir Signale, was er gerade braucht. Das, worauf du Appetit hast, ist oft das Richtige in diesem Moment. Wir stellen dir nun drei Rezepte vor, die sich als besonders stärkend erwiesen haben.

Energiebällchen (ohne Backen einfach und schnell gemacht)

Zutaten:

- Datteln
- getrocknete Aprikosen
- Mandeln
- Haselnüsse

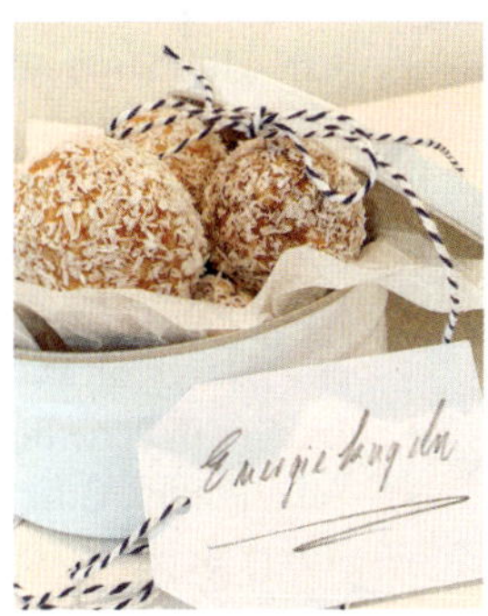

Mandeln und Nüsse klein hacken.
Vermenge die Zutaten und forme sie zu Kugeln.
Rolle die Kugeln in Kokosraspeln oder Kakao.
Im Kühlschrank aufbewahren!

Dinkelröllchen

Zutaten:

- 400 Gramm Dinkelvollkornmehl
- 150 Gramm Butter

- 150 Gramm brauner Zucker
- 2 Eier
- 200 Gramm süße gehackte Mandeln
- 20 Gramm Zimt
- 20 Gramm Muskat
- 10 Gramm Nelkenpulver
- eine Prise Salz
- etwas Wasser

Vermische die Zutaten und forme daraus zwei Rollen.
Backe die Rollen 15 bis 20 Minuten bei 180 Grad.
Stelle die Rollen einige Stunden kalt und schneide sie dann in Scheiben.

Muskat, Zimt und Nelken sind starke Gewürze und können wehenfördernd wirken. Dinkelröllchen sind daher besonders für die letzten Schwangerschaftswochen geeignet.

Hühnersuppe (Aufbaukost nach der Geburt)

In China ist die Hühnersuppe ein altbewährtes Rezept, das jeder Frau als erste Mahlzeit nach der Geburt verabreicht wird, damit sie so schnell wie möglich ihre Energie und das Blut wieder aufbauen kann. Die leicht verdauliche Suppe hilft außerdem, eine Schwangerschaftsdepression zu verhindern ... dies wird der Suppe zumindest nachgesagt.

Zutaten:

- 3 Liter Wasser
- 1 frisches Suppenhuhn
- Rosmarin
- 3 Möhren in Stückchen
- Fenchel, Sellerie, Lauch
- 1 Lorbeerblatt
- eine Handvoll Petersilie
- Ingwer in Scheiben
- Salz, Pfeffer, Curry, Kurkuma, Suppenwürze

Zubereitung: Setze Wasser in einem großen Topf auf und gib alle Zutaten hinein. Lasse die Suppe für mindestens drei bis fünf Stunden auf kleiner Flamme köcheln und füll immer wieder etwas Flüssigkeit nach. Gemäß chinesischer Tradition wird das Suppenhuhn mit dem Geburtsbeginn aufgesetzt und so lange auf kleinem Feuer gekocht, bis das Kind geboren ist.

Auch während der Stillzeit bietet die Hühnersuppe eine gute Unterstützung. Für Vegetarier ist auch eine Gemüsesuppe ohne Huhn möglich.

Du bist nicht allein

So ging es anderen Müttern/Eltern, die heute ihr Folgewunder im Arm halten

„Im Rückblick war der Abstand von 6 Monaten genau richtig; auch, wenn ich das in der Situation oft anders sah. So hatte ich eine wirklich gute Basis geschaffen für eine zumeist zuversichtliche und wunderschöne Kugelzeit."

„Den Verdacht, schwanger zu sein, hatte ich schon einige Tage, aber ich traute mich einfach nicht, einen Test zu machen. Zu groß war die Angst, nicht schwanger zu sein. Erst als ich zwei ziemlich eindeutige Erlebnisse hatte (mir schmeckte das Bier nicht mehr und ich hatte Heißhunger auf Popcorn), fand ich den Mut. Ich machte gleich zwei Tests hintereinander, um auch sicher zu sein. Wir beide haben uns unglaublich gefreut und konnten es nach der Warterei erst gar nicht wirklich fassen."

„Mir hat es geholfen, viel mit dem Kind in mir zu sprechen, es willkommen zu heißen und ihm von uns zu erzählen."

„Am meisten hat mir die innere Einstellung geholfen: Vor dem Hintergrund, dass es jederzeit plötzlich zu Ende sein kann, beschlossen wir, jeden Tag der Schwangerschaft bewusst zu genießen. So bauten wir passende Rituale in unseren Alltag ein, teilten unsere Gedanken und Gefühle offen miteinander. Das Konstrukt war natürlich fragil und ein ruhiger Tag hat uns beide schnell unruhig werden lassen. Aber am Ende des Tages überwog wieder die Vorfreude und Hoffnung."

„Immer wieder auch meine Geschichte erzählen zu können, tat mir gut. Im Sternkindercafé gab es glücklicherweise schon mehrere Mütter, die bereits ihr Folgewunder hatten und mir Tipps, ihr Ohr und ihre Gebete schenkten. Nicht allein zu sein, ist für mich sehr wichtig."

„Bereits zu Beginn war uns beiden klar, dass wir nicht noch mal bis zur 40. Schwangerschaftswoche warten wollten. Die Hebammen (die mich auch bei Luise betreuten) und meine Frauenärztin hatten absolutes Verständnis und so war die Einleitung vor dem errechneten Termin beschlossen. Das beruhigte mich während der gesamten Schwangerschaft. Wir machten auch einen Vorbereitungskurs, verfassten einen Geburtsplan und stimmten uns bewusst auf die Geburt ein. Dazu gehörte auch, dass wir uns Paarzeit gönnten (Essen, Kino, Kurztrips). Das hat zum einen von der Sorge abgelenkt, zum anderen aber die Hoffnung genährt, dass es diesmal wirklich gut geht."

„Meine persönlichen Meilensteine: die ersten zwölf Wochen, der erste Tritt, die Screenings, Überlebenschancen außerhalb des Mutterleibs, Lungenreifung etc."

„Mir hat es geholfen, die Stundenzahl auf der Arbeit zu reduzieren. So hatte ich genug Ablenkung, aber auch ausreichend Zeit für Erholung."

„Ich habe die Tage bewusst mit schönen Dingen verplant, zum Beispiel Yoga, Qigong, Sport und in der Natur zu sein."

„Ich habe mir vorgenommen, ganz bewusst schwanger zu sein – alle Vorteile zu genießen (Babybauchfotos, bewundert zu werden, schöne Mode, mich verwöhnen lassen)."

„Auch wenn wir bereits vieles hatten, habe ich bewusst neue Sachen für das neue Kind besorgt und genäht."

„In der Folgeschwangerschaft fand ich vor allem den Austausch mit anderen Betroffenen, die bereits Folgekinder haben, total hilfreich. Und auch Hebammen, Ärzte, die meine Geschichte und alle meine Anliegen ernst nehmen – Verständnis für das manchmal gesteigerte Sicherheitsbedürfnis."

„Ich war total überfordert. Es hat beim ersten Versuch 3 Monate nach Pauls Geburt direkt geklappt. Ich konnte es gar nicht glauben und hatte wahnsinnige Angst, ich bilde mir das Ergebnis auf dem Schwangerschaftstest ein. Ich hatte ganz frisch auch ein Gefühl von schlechtem Gewissen gegenüber Paul, obwohl wir uns genau das ja gewünscht hatten ... ich war sehr durcheinander und ganz viele Gefühle von Freude bis Angst und Unsicherheit kamen zusammen."

„Angst hatte ich während der gesamten Schwangerschaft ... es gab aber auch Tage, Momente, wo ich guter Dinge war. Mir ging es meistens nach positiven

Kontrollen erst einmal gut und ich fühlte mich mutig. Ich hatte gerade zum Ende große Angst, dass noch etwas passiert und wir wieder zu spät sind. Mir haben die vielen Kontrollen geholfen und Sicherheit gegeben."

„Ich hatte sehr viele Sorgen. Normalerweise verläuft eine zweite Schwangerschaft vermutlich viel entspannter, weil man alles kennt ... das war allerdings komplett das Gegenteil. Ich habe alles auf die Goldwaage gelegt und war sehr viel unsicherer."

„Immer wenn wieder ein Stück geschafft war, war ich zuversichtlich. Das hat dann bis zur nächsten Unsicherheit angehalten."

„Unser Sonnenschein ist nun bereits 2 Jahre und wir denken immer noch an seinen großen Bruder und vermissen ihn."

„Ich habe eigentlich nicht meiner Erfahrung aus der Schwangerschaft vertraut und alles infrage gestellt ... ich weiß, dass ich alles richtig gemacht habe und es eine Erkrankung war, aber ein Teil in mir hat mir und meinem Körper einfach nicht mehr vertraut. Es war eher ein ständiges Hoffen, dass diesmal alles gut geht."

„Vertrauen musste ich erst mal wieder lernen."

„Ich habe die Geburt unseres 2. Kindes als sehr heilsam empfunden."

„Dadurch, dass ich so schnell wieder schwanger wurde, war ich noch mitten im Trauerprozess und hatte da noch ganz viel vor mir und parallel die Schwangerschaft mit Max zu meistern. Das war tatsächlich nicht einfach. Ich war zu dem Zeitpunkt noch nicht beim Grab gewesen, hatte mir die Fotos aus dem Krankenhaus noch nicht angesehen und war auch noch nicht im Kinderzimmer gewesen. Das war alles noch sehr schmerzhaft für mich. Das ist mir alles erst nach und nach gelungen."

„Ich habe tatsächlich auch gebraucht, bis ich mich getraut habe, mich auf ein Leben mit M. zu freuen. Ich hatte einfach Angst, dass wir am Ende doch wieder ohne Kind dastehen."

„Wir haben noch einmal einen Geburtsvorbereitungskurs gemacht, um uns positiv auf die Geburt vorzubereiten und etwas als Paar zu machen und ganz bewusst die Schwangerschaft zu erleben."

„Wir gehen regelmäßig zum Friedhof und zünden seine Kerze hier zu Hause an. Ich rede immer fast täglich von meinem Himmel-Jungen und es hängen Bilder von ihm in fast jedem Zimmer."

„Ich habe sowohl beim Babybauch-Shooting als auch beim Newborn-Shooting eine Kleinigkeit von unserem Himmelskind eingebaut."

„Beide Kinder haben gleiche Kuscheltiere in verschiedenen Farben ... mir ist es ganz wichtig, Verbindungen zwischen den beiden Brüdern zu schaffen."

„Wir haben einen Baum für Paul gepflanzt und werden dies auch für Max noch machen."

„Unser erster Ausflug nach seiner Geburt war auf den Friedhof."

„Mir tut es weh, dass sich die beiden nie kennenlernen können. Mir ist es natürlich auch besonders wichtig, dass unser Sohn nicht vergessen wird, nur weil er nicht bei uns sei kann."

„Es war eine schwere Zeit, aber es hat sich gelohnt zu kämpfen."

„Ich bin nach wenigen Monaten wieder schwanger geworden. Die Entscheidung dazu war bewusst – und trotzdem habe ich mich in den ersten Wochen der Schwangerschaft manches Mal gefragt, ob es doch zu früh war und ob ich wirklich bereit dazu bin."

„Obwohl es für uns aus medizinischer Sicht keinen Grund gab, an einem guten Ausgang zu zweifeln, war die Angst in der Schwangerschaft sehr präsent. Schließlich kam ja auch die erste schlimme Diagnose aus dem Nichts – und ich hatte inzwischen viele andere Sternenmütter mit ihren Geschichten kennengelernt."

„Für mich war es sehr schwer, eine Bindung zu meinem Baby im Bauch aufzubauen. Mir fehlte einfach das Urvertrauen, auch in mich selbst."

„Mich hat es sehr verletzt, wenn andere Sätze sagten wie: Oh, du bist wieder schwanger – dann ist ja jetzt alles gut."

„Ich habe mir nach allem mehr denn je eine friedliche Hausgeburt gewünscht. Leider waren die Reaktionen meines Umfelds da oft sehr negativ und es war nicht leicht, in meine Kraft zu kommen, doch am Ende hat es sich gelohnt, meiner inneren Stimme zu folgen. Ich hatte eine sehr schöne, kraftvolle und heilsame Hausgeburt."

„Es war, besonders in der ersten Hälfte der Schwangerschaft, schwierig für mich, dass ich vor dem errechneten Geburtstermin unseres Sternenkindes bereits wieder schwanger war. Erst nachdem ich für mich beschlossen hatte, Titus' tatsächlichen Geburtstermin als den einzigen, der zählt, zu sehen, hat sich dieser Knoten für mich gelöst. Danach konnte ich akzeptieren, dass alles seine Richtigkeit hat, und die Schwangerschaft zumindest etwas entspannter angehen."

„Ich habe aus der Erfahrung meiner ersten Geburt trotz allem in erster Linie Kraft geschöpft. Ich wusste, dass ich – körperlich wie geistig – stark sein kann. Und ich wusste, dass mein Mann und ich die erste, emotional viel schwierigere Geburt, gemeinsam so gut gemeistert hatten. In der Vorbereitung habe ich versucht, auf diesen positiven Gefühlen aufzubauen und mich so zu stärken. Ich habe mich auch bewusst für einen ‚normalen' Geburtsvorbereitungskurs statt eines Kurses für Folgeschwangere entschieden, da ich wollte, dass unser zweiter Sohn im Fokus meiner Gedanken steht."

„Glücklicherweise konnte ich die Schwangerschaft am Ende doch noch genießen (wenn auch sicher nicht so unbeschwert, wie es hätte sein können). Ich habe Nestbau betrieben, eine lange To-do-Liste abgearbeitet, vorgekocht … Und mich um mich selbst gekümmert mit Sport, Entspannung, Freunde treffen. Spätestens als unser Sohn auf der Welt war, waren die Ängste und negativen Gedanken der Schwangerschaft verschwunden."

„Mir hat auch immer besonders der Kontakt mit anderen Sternenmüttern – und später Regenbogenmüttern – geholfen."

„Der Test vom Folgewunder hat mich komplett noch mal aus der Bahn geworfen. Ich saß den ganzen Tag heulend im Bett, ich wollte nicht schon wieder ein Sternchen ziehen lassen. Ich wollte nicht schon wieder zusammenbrechen. Den Frauenarzttermin habe ich geschoben, ich wollte nichts sehen, ich wollte nicht wieder enttäuscht werden. Und dann durfte ich eine Woche später das Herz schlagen sehen. Die Freude überwiegt kurz die Angst, aber sie war mein Begleiter."

„Ich setzte mir Ziele, Meilensteine (12. SSW, 25. SSW, 30. SSW, 36. SSW), und ich hatte eine sehr schlechte Schwangerschaft mit Krankenhausaufenthalt wegen starker Übelkeit und täglichem Übergeben bis zu 30-40 x am Tag. Egal wie schlecht es mir ging, ich klammerte mich daran, dass die Übelkeit von einer intakten Schwangerschaft kommt und zeigt das alles gut ist. Außerdem hatte ich mir ein Herztongerät gekauft für zuhause, was mich gerne mal beruhigte, aber es konnte auch das Gegenteil anrichten, wenn der kleine Mann sich versteckte."

„Wir haben eine Bilderwand von allen Kindern, ob Sternchen oder Kinder an der Hand. Alles hängt zusammen, es soll nichts versteckt werden. Wir reden offen über unsere Geschichte, was uns auch sehr wichtig ist. Leider haben wir das die erste Zeit nicht und sehen es heute als großen Fehler. Ich hätte mir mehr Hilfe von der Familie holen sollen."

„Das Wochenbett war leider sehr stressig. Ich wollte alles und zu viel, das Stillen klappte leider nicht und wir haben gepumpt. Aber ich glaube auch, dass es mich abgelenkt hat, von der Angst, es könnte jetzt noch was passieren und ich würde mein Folgewunder wieder verlieren, was vielleicht auch der Grund war, warum ich mir den Stress machte. Eine Mutter hat immer Angst um ihr Kind, es muss sich nur im Rahmen halten. Ich hatte am Anfang sehr Probleme, den Kleinen mal abzugeben, und denke, das hatte einfach auch viel mit der Vorgeschichte zu tun."

„Das offene Reden über die Ängste tat mir richtig gut und so schaffte ich es, nicht zu verzweifeln, wenn es wieder ganz schlimm wurde. Wichtig ist auch ein toller Frauenarzt, der hinter euch steht, auch wenn ihr tausendmal zu ihm kommt, weil ihr euch eventuell unwohl fühlt. Gebt nicht auf, aber lasst es auch nicht überhandnehmen: den Wunsch und auch die Angst."

„Die Angst war zu Beginn unerträglich, jeder Toilettengang war mit Angst vor Blut verbunden, jeder Frauenarzttermin Horror. Mit der Zeit würde es leichter."

„Die größte Angst meines Partners war die, mich wieder leiden zu sehen, und die Angst vor dem Aus der Ehe. Er setzte sich auch die Meilensteine und unterstützte mich, wo er nur konnte. Was er immer sagt, alle haben nach mir geschaut, aber niemand fragte ihn, wie es ihm dabei ging. Bei dem Verlust, bei den Ängsten und seine Frau so zu sehen. Er hat auch 3 Kinder verloren."

„Als Vater weiß ich, wie wichtig es ist, offener darüber zu reden, auch über die eigenen Wünsche und Ängste, vor allem mit der Ehefrau."

„Dass unser Sternenkind noch Geschwister bekommen soll, war uns unausgesprochen schon immer klar. "

„Die Lücke, die Karls Tod in uns hinterlassen hat, wird niemals gefüllt oder aufgefüllt sein, doch der Wunsch nach einem Kind bestand ja weiter."

„Ich brauchte einen zweiten positiven Test, weil ich meinen Augen nicht traute. Dann hat es mich einfach nur glücklich gemacht."

„Die Angst, dass die Schwangerschaft wieder sehr kompliziert verlaufen würde, ein vorzeitiger Abbruch stattfinden kann, mein Körper es wieder nicht schafft, unserem Kind 9 Monate das schönste zu Hause zum Wachsen bieten zu können, und wir wieder ein Kind zu den Sternen schicken müssen, wurde im ersten Moment von meinen Glücksgefühlen (glücklicherweise) sehr überdeckt.
Vielleicht hatte ich auch bereits in der Zeit nach Karls Tod gelernt, dass Angst und Sorgen jede weitere Schwangerschaft ohnehin begleiten würden, und es steckte ein bisschen Resignation und ein Sichfügen in das Unabdingbare dahinter. Und auch wollte ich stark sein! Stark für unser Folgewunder, welches nicht jeden Tag in negativen Gefühlen in mir heranwachsen sollte."

„Ich habe versucht, die Schwangerschaft mit meiner Tochter – für meine Tochter – so entspannt und positiv wie eben nur möglich zu gestalten. An vielen Tagen ging es gut, an vielen Tagen war es ein Tanz auf dem Drahtseil.“

„Ich hatte mir vorgenommen, eher kleine Etappen zu schaffen. Nach jedem positiven Kontrolltermin konnte ich sehr zuversichtlich sein, es war ja alles okay und verlief laut meiner Gynäkologin mit einem zwinkernden Auge ‚völlig unspektakulär‘. Doch die Zeit zwischen den Terminen war manchmal schon sehr schwer.“

„Es gab auch Tage, da wurde ich von Emotionen – negative, wie positive – regelrecht überrannt. Ich habe dann versucht, diesen Raum zu geben, nichts zu verdrängen, sie akut anzunehmen. Und manchmal tat mir auch ein Stück Verdrängung (nicht Verleugnung!) ganz gut, denn auch das ist ein Verarbeitungsprozess.“

„Durch den Rückbildungskurs für Sternenkindeltern habe ich besondere Freundschaften geschlossen und diese Gruppe hat mich sehr gestärkt. In diesem Kreis bedarf es meistens keiner großen Worte, um sich verstanden zu fühlen. Auch wenn jeder seine ganz eigene Geschichte erlebt hat und alle diese Geschichten unterschiedlicher nicht sein könnten, teilen sie eine furchtbare Gemeinsamkeit, die niemand durchleben sollte. Wir treffen uns regelmäßig und mittlerweile durften wir auch andere Folgewunder auf verschiedenen mehr oder weniger steinigen Wegen begrüßen.“

„Mein Mann hat einfach nur Großartiges geleistet. Er hat funktioniert, als ich es nicht konnte, und alles darangesetzt, dass ich mich jeden Tag einfach nur wohlfühle. Denn auch als Paar lernt man sich durch ein Kind bei den Sternen noch einmal völlig neu kennen.“

„Ab dem positiven Schwangerschaftstest habe ich ein Tagebuch geführt, nicht jeden Tag und völlig zwanglos und dennoch unglaublich hilfreich.“

„Unsere Kinder werden ewig eine ganz besondere Verbindung haben und ich hoffe, diese Verbindung auch R. nahe genug bringen zu können, ohne dass ihr Leben von der Geschichte ihres Bruders überschattet wird.“

„Zudem haben wir uns angewöhnt, bei fast allen Glückwunsch- oder Feierlichkeitskarten entweder für K. UND R. zu unterschreiben oder irgendwo ein kleines Sternchen zu vermerken. Ich weiß nicht, ob es bisher jedem aufgefallen ist, doch letztendlich ist nur uns das wichtig."

„Die Geburt unseres Regenbogenbabys hätte ich mir ohne meinen Mann nicht vorstellen können und nicht ansatzweise durchgestanden. Wir haben bewusst das gleiche Krankenhaus mit Familienzimmer gewählt. Wir gehen hier dieses Mal zu dritt raus! Uns war dieser offensive und vielleicht auch etwas aggressive Weg durchaus bewusst, doch war es uns beiden unausgesprochen wichtig, die traumatischsten Erlebnisse auch positiv zu belegen, zumindest, was die Örtlichkeit betrifft."

„Da war am Anfang eine heftige Traurigkeit, gleich neben der Freude."

„Ich hätte mir so gewünscht, dass meine Kinder sich kennengelernt hätten. Darum erzählen wir unserer Tochter ganz viel von ihrem großen Bruder im Himmel."

„Meine Kinder haben mir gezeigt, dass man gleichzeitig sehr traurig und sehr glücklich sein kann."

„Mir hat der Besuch im Folgeschwangerschaftstreff sehr geholfen. Zu wissen, dass ich nicht allein bin mit meinen Sorgen und Ängsten. Verstanden zu werden, ohne viele Worte. Tipps zu bekommen und einfach die ganz bewusste Zeit für diese Schwangerschaft."

„Ich fand es lange schwer, mich von ganzem Herzen auf die erneute Schwangerschaft einzulassen. Ich habe mir dann Unterstützung gesucht."

„Ich habe gelernt, mit der Trauer zu leben. Sie in Liebe zu wandeln. Jedes Kind hat seinen Platz gefunden."

„Anfangs hatte ich ein schlechtes Gewissen, wieder schwanger zu sein, mich zu freuen … aber Sophie hätte sicher gewollt, dass wir ihr noch Geschwister schenken."

„Elternherzen können wachsen, da ist Platz für alle Kinder."

„Ich hatte große Angst vor der Geburt und hätte den Gedanken daran am liebsten verdrängt. Doch im Nachhinein tat es sehr gut, sich den Themen und Ängsten zu stellen."

„Ich habe mit der Zeit gelernt, die Ängste anzunehmen. Es geht nicht darum, sie ganz aufzulösen, es geht darum, mit ihnen leben zu lernen. Sie als Teil der eigenen Erfahrungen und Geschichte zu akzeptieren."

Netzwerke, Adressen, Ansprechpartner

Angebot der Autoren

Stress-Management-School
(Schulleiter: Christian Mörsch)
Ginsterweg 34
40699 Erkrath
www.stress-management-school.de
Mail: info@stress-management-school.de
Stressmanagement, Entspannungstraining, Resilienztraining
Ausbildungen: Entspannungspädagoge, Trauercoach, Resilienztrainer, Achtsamkeitstrainer, Schlaftrainer, Mentaltrainer

Facebookgruppen

Folgeschwangerschaft, Regenbogenschwangerschaft
(Administratorin: Manuela Lommen)
Eine Plattform zum Austausch und zur gegenseitigen Stärkung

Himmelskinder-Familien begleiten
(Administratorin: Manuela Lommen)
Eine Gruppe speziell für Fachpersonal und Begleiter*innen von Himmelskinder-Familien. Hier geht es um fachlichen Austausch und Vernetzung.

Sternen-Eltern Düsseldorf, Neuss und Umgebung
(Administratorin: Manuela Lommen)
Eine Plattform für frühverwaiste Eltern

Sternenkinder-Großeltern und Angehörige
(Administratorin: Manuela Lommen)
Eine Plattform für Großeltern und Angehörige von betroffenen Familien

Begleitung bei Sternenkinder- und/oder Folgeschwangerschaften

Familienbegleitung Düsseldorf
Doula, Sternenelternbegleiterin, Stillberaterin und Laktationstherapeutin
www.familienbegleitung-duesseldorf.de

Hope's Angel Foundation
www.hopesangel.com
Begleitung und Beratung von Sternenkinder-Familien, Folgeschwangerschaftstreffs, Fachfortbildungen
(Leitung: Birgit Rutz)

Was dir guttun kann

Salzgrotte Kristall
www.salzgrotte.de
Entspannung, Yoga, spezielle Angebote für die Schwangerschaft, u. v. m

TFM – Therapeutische Frauenmassage
Hier findest du Angebote in deiner Nähe
www.therapeutischefrauenmassage.de
(Geschäftsführer: Claudia Pfeifer und Boris Pfeifer)

Wellness fürs Baby

das boep – natürliche Pflege für Babys und Kinder
www.dasboep.de

Begleitung während der Schwangerschaft, der Geburt und im Wochenbett

Bund freiberuflicher Hebammen Deutschlands (BfHD)
bfhd.de

Deutscher Hebammenverband (DHV)
www.hebammenverband.de

Doulas in Deutschand
www.doula-in-deutschland.de

Doula-Info
www.doula-info.de

Elternschule Essen
www.elternschule.de
Begleitung vor, während und nach der Geburt

GfG Gesellschaft für Geburtsvorbereitung, Familienbildung und Frauengesundheit – Bundesverband e.V.
www.gfg-bv.de

Hebammenzentrale
Unter dem Suchwort „Hebammenzentrale" findest du die Hebammenzentrale deiner Region – sofern es eine gibt.

Nina Krügel
www.hebamme-nina-kruegel.de

Wellcome – Praktische Hilfe nach der Geburt
www.wellcome-online.de

Rund ums Stillen

Arbeitsgruppe freier Stillberaterinnen
www.afs-stillen.de

Berufsverband Deutscher Laktationsberaterinnen IBCLC e. V. (VELB) Landesverband Deutschland
www.bdl-stillen.de

La Leche Liga Deutschland e. V. (LLL)
www.lalecheliga.de

Für die Geburt

Bauchgeburt.de
Kaiserschnitt und VBAC-Home von Kristine Wierzba-Bloedorn

Benjamin Dietrich
www.benjamin-dittrich.de
Selbsthilfegruppe und individuelle Begleitung für Männer nach traumatisch erlebter Geburt, Paartherapie, Hypnotherapie, Philosophische Praxis

Initiative Babyfreundliche Krankenhäuser
www.babyfreundlich.org

Nicole Ebrecht-Fuß
www.winyan.de
Ganzheitliche Beratung und Begleitung nach traumatisch erlebter Geburt, Sternenelternbegleitung, Selbsthilfegruppen …

Gutscheinideen

Ein guter Anfang – Wochenbettkarten
www.ein-guter-anfang.com

Kreativwerkstatt
www.kreativwerkstatt.art

Wochenbettgutscheine
www.printandprincess.de

Erinnerungsschmuck, Muttermilchschmuck

immernah
www.immernah-schmuck.de

Mein-Sternchen
www.mein-sternchen.de
(Inhaberin: Melanie Käpple)

milk-design Manufaktur GmbH
www.milk-design.com

Erinnerungs-/Geburtskissen

Fräulein Wundernaht
www.fräulein-wundernaht.de

Lauralinas Atelier
www.lauralinasatelier.de
(André Rieck)

Nilukitz
www.etsy.com

Und wenn es anders kommt? Hier findest du Unterstützung und Begleitung …

Bestattungshaus Anna Lutter
www.ihre-bestatterin.de

Diakonie – Schwangerschaftskonfliktberatung
www.diakonie-duesseldorf.de

Dein Sternenkind
www.dein-sternenkind.eu
Fotografen für Sternenkinder

Donum Vitae – Schwangerschaftsberatungsstelle
www.donumvitae.org

Elternschule Essen
www.elternschule.de
Begleitung vor, während und nach der Geburt

Familienbegleitung Düsseldorf
Doula, Sternenelternbegleiterin, Stillberaterin und Laktationstherapeutin
www.familienbegleitung-duesseldorf.de

GiV – Gehalten im Verlust
www.gehalten-im-verlust.de
Hebammenbegleitung, Trauergruppen. Schwangerschaftsberatungsstellen, Geburtsvorbereitung in besonderen Situationen u. v. m

Gregor Davertzhofen
www.davertzhofen.de
Steinmetz, Bildhauermeister und kreative Trauerarbeit

Hebamme Nina Krügel
www.hebamme-nina-kruegel.de

Hebammenzentrale
Unter dem Suchwort „Hebammenzentrale" findest du die Hebammenzentrale deiner Region – sofern es eine gibt. Auch im Fall einer Fehlgeburt hast du Anspruch auf Hebammenbegleitung.

Hope's Angel Foundation
www.hopesangel.com

Initiative Regenbogen
www.initiative-regenbogen.de
Für Eltern, die ihr Kind vor, während oder kurz nach der Geburt verloren haben, für betroffene Familien, Freunde und Helfende

Initiative Schmetterling e.V.
www.schmetterling-neuss.de

Körperhafen, Praxis für Osteopathie, Physiotherapie und Familienbegleitung
www.koerperhafen.de

Kreativwerkstatt
www.kreativwerkstatt.art

Mechthild Schroeter-Rupieper
www.familientrauerbegleitung.de
Familien-Trauerbegleitung

Sterneneltern Achim
www.sternenelternachim.de

Sterneneltern Schwaben e.V.
www.sterneneltern-schwaben.de

Traudel Pothen-Salvati
www.trauerberatung.de
Trauerberatung

Trauerbegleitung
www.trauerbegleitung-pivit.de

Trauerwerkstatt Weimar – Praxis für Lebenshilfe und Verlustbewältigung
www.praxis-micholka.de

TrostHelden – Der Ort für deine Trauer
www.trosthelden.de
Findet passende Trauergruppen und Trostpartner.

Vergiss mein nie – Die Trauer-Experten
www.vergiss-mein-nie.de
Trauerbegleitung, Erinnerungswerkstatt

Weitertragen-Forum
www.weitertragen-forum.de
Unterstützung und Beratung nach pränataler Diagnose

Bethanien Sternenkinder
www.bethanien-stiftung.de/angebote/bethanien-sternenkinder/
Begleitungs- und Beratungsangebot